军事训练肌骨损伤康复评估

主 编 / 张立宁　唐佩福

主 审 / 刘玉杰　王松俊

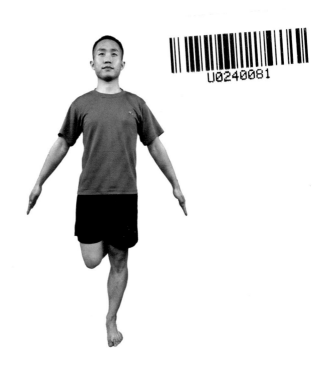

U0240081

北京科学技术出版社

图书在版编目（CIP）数据

军事训练肌骨损伤康复评估 / 张立宁, 唐佩福主编.

北京：北京科学技术出版社, 2024. —— ISBN 978-7

-5714-4306-1

Ⅰ. R683.09；R873.09

中国国家版本馆CIP数据核字第2024L8J471号

责任编辑：张真真
责任校对：祝　文
图文制作：申　彪
责任印制：吕　越
出 版 人：曾庆宇
出版发行：北京科学技术出版社
社　　址：北京西直门南大街16号
邮政编码：100035
电　　话：0086-10-66135495（总编室）　　0086-10-66113227（发行部）
网　　址：www.bkydw.cn
印　　刷：雅迪云印（天津）科技有限公司
开　　本：880 mm×1230 mm　1/32
字　　数：360 千字
印　　张：11.75
版　　次：2024年12月第1版
印　　次：2024年12月第1次印刷
ISBN 978-7-5714-4306-1

定　　价：160.00元

京科版图书，版权所有，侵权必究
京科版图书，印装差错，负责退换

主编简介

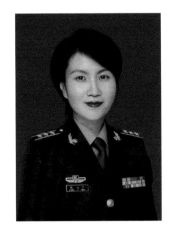

张立宁，中国人民解放军总医院第一医学中心康复医学科副主任，副主任医师、副教授，硕士研究生导师，医学博士，曾在美国哈佛大学斯波尔丁康复医院、美国纽约特种外科医院接受临床培训，并作为访问学者前往美国得克萨斯大学健康医学中心学习。擅长军事训练伤康复、运动损伤康复、骨科疾病围手术期康复，发表论文40余篇。获得2015年"北京市科技新星"称号，以第一负责人承担课题8项。获得专利20余项，其中发明专利4项。主编训练伤康复挂图7幅、光盘3套，参编专著5部。获得全军科技进步一等奖（排名第7）、三等奖（排名第2）各1项。

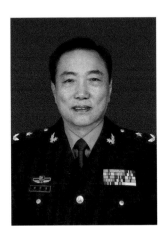

唐佩福，中国工程院院士，主任医师、教授、专业技术少将，解放军总医院骨科医学部主任、国家骨科与运动康复临床医学研究中心主任、全军训练伤防治重点实验室主任。中央保健委员会专家组成员、国务院学科评议组成员、中华医学会创伤学分会主任委员。复杂（战）创伤骨折稳定重建与智能微创手术领域的重要开拓者。以第一完成人获国家科技进步一等奖1项、国家级教学成果二等奖1项、省部级一等奖4项、国际发明金奖1项。获光华工程科技奖、何梁何利奖、中国发明协会人物奖特等奖、军队杰出专业技术人才奖。军队科技领军人才，被中央军委荣记一等功。

编写指导委员会

陈亚平　陈志新　丁　宇　付本升　贺卫东　黄振俊　霍江涛
姜岳波　潘　昱　李剑锋　孙长权　王兰香　叶超群　张国龙

编审者名单

主　编　张立宁　唐佩福

副主编　黄丽萍　常　祺　李春宝　李　晓　肖红菊

主　审　刘玉杰　王松俊

编　者（以姓氏笔画排序）

王　允　王　东　王　壮　王　铖　王卓婷　王海峰

王嘉骏　尹　航　左秀芹　史纯纯　兰苗苗　刘昕怡

李　军　李　滨　李圣节　李佳航　李金娟　吴宗泽

张　轩　张　凯　张子实　张立俭　张玲玲　张美娜

张晓俊　陈丹阳　赵艺扬　赵晨钰　曹　蕊　麻　超

宿晓伟　韩　雪　谢惠敏

图文指导　谭　珂

序 言

　　军事训练造成的损伤，甚至伤残，严重影响患者的身心健康，给个人、家庭、部队造成了很大的影响。十多年来，通过全军军事训练伤防治专家团队深入部队开展训练伤防治"三巡"（巡讲、巡诊和巡调）工作，训练伤的发生率由两位数下降为个位数。虽然训练伤防治工作卓有成效，但是任重而道远，还有许多工作需要做。

　　张立宁教授深入基层部队，发现基层医务人员的康复评估知识相对匮乏。身体协调性差、核心力量和心肺功能不足的受训者，在训练中易发生训练伤。加强身体功能评估，进行针对性干预训练，是预防军事训练伤的重要环节。目前，尚缺乏有关军事训练伤康复评估的专著。为了提高训练伤的诊治效果，提高基层医务人员对军事训练伤的评估水平，提高训练伤康复技能，让更多的官兵尽早功能康复，恢复体能与战斗效能，回归训练场，在全军军事训练伤防治与研究中心领导的带领下，组织了全军骨科、康复科、中医针灸科和组训教练，下基层开展"三巡"活动，为官兵传经送宝，得到了官兵们的热烈欢迎。

　　张立宁教授多次到基层部队调研，了解基层官兵对训练伤康复的需求，并查阅和搜集了大量国内外关于军事训练伤康复方面的资料和文献，在此基础上编写了本书。

　　张立宁教授和全军从事军事训练伤诊治康复的专家、运动医学专家、体育学专家、心理学专家，将运动康复训练的理念和方法与训练伤防控特点和需求相结合，设计了军事训练伤的康复评估方案。经过两年多的挑灯夜战，完成了本书的编写工作。本书收录了600余张康复评估的实操图片，从病史采集、查体、特殊试验、功能评估和回归运动前评估等方面，图文并茂、深入浅出地展示了肌骨关节损伤的康复评估方法。希望本书的出版，能有效地指导基层官兵科学训练，提高官兵的体力，提升部队战斗效能，为强军备战做出更大的贡献。

前　言

　　军事训练是提高部队战斗力的重要途径。有战斗就会有牺牲，有训练就会有损伤，军事训练伤是造成非战斗减员的主要原因。如何防治训练伤、促进功能康复、恢复官兵体能、提升战斗效能是值得深入研究的重要课题。在临床工作中，有些病例虽然临床表现类似，但是每个患者的症状、体征、功能评估情况都不同，因此每位患者的治疗方案和康复手段也不同，预后也不一样。应针对军事训练伤的特点，通过视诊、触诊、动诊、量诊、功能评估等，全面准确地掌握患者情况。

　　多年来，在唐佩福院士和刘玉杰教授的指导下，我们和全军军事训练伤防治专家团队，进行了不懈努力和不断的探索与总结，前期出版的《军事训练伤康复治疗学》，对军事训练伤康复治疗技术进行了全面总结，在基层官兵中反响强烈，好评如潮。

　　在基层部队进行军事训练伤的调研时，我们发现基层卫生人员的康复评估知识比较匮乏。因此，我们联合国内康复医学、运动医学和体育界的专家们在线上与线下开设学习班，对学员进行了两年的运动康复技术培训。

　　本书内容包括军事训练伤的康复评估原则、常见军事训练伤各部位的康复评估方法、心肺评估、心理评估与生活质量评估等。每章内容包括采集病史、一般查体（视诊、触诊、动诊、量诊）、特殊试验、功能评估（包含功能问卷）和回归运动前评估等，为全面、准确地评估肌骨训练伤提供了简单、实用、落地的方法。

　　本书以提高康复思维能力和实践技能为主旨，特别强调应用性和可操作性，使基层军医能从现代康复的角度，科学地评估患者的功能、活动受限程度及参与受限程度，从而进行有针对性的康复治疗。作为一本以专业性和实用性为特点的著作，本书既适用于基层部队卫生人员，也适用于各级医院的康复医师、治疗师及从事康复治疗的人群。

在本书的编写过程中，编写组齐心协力、协调配合，高效地完成了编写任务。在此，要特别感谢导师唐佩福院士对我的鼓励和鞭策，感谢刘玉杰教授对本书框架结构和展示形式的指导，感谢王松俊老师对训练伤康复工作的整体规划和指导，还要感谢我的康复同行专家们对本书编写的支持。他们中有我的前辈、老师、同事，也有与我共同从事军事训练伤治疗的战友。衷心感谢我的学生刘昕怡、赵艺扬、王壮、王嘉骏、张美娜、李金娟、张轩等，他们牺牲了大量休息时间，在稿件的修订、整理工作中付出了艰辛努力。我们力求编写一本"高质量、重实用"的康复教材，但由于编者水平有限，难免存在疏漏之处，欢迎各位读者批评指正，不吝赐教。希望本书的出版能为广大卫生人员在军事训练伤的康复治疗方面提供帮助。

张立宁

目 录

第一章
军事训练伤的康复评估原则

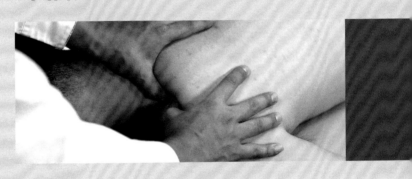

　　军事训练伤的康复评估是在临床诊断的基础上，采用客观定量或定性的方法对患者的功能进行评定，并做出合理解释的过程。军事训练伤的康复评估是制订康复计划、评价康复治疗效果的基础。"无评估不康复"即在制订合理有效的康复计划之前必须先对损伤进行准确的诊断并对患者身体状况、损伤程度、局部功能、整体功能、心理功能等进行全面评估，以避免错误的诊断。不正确的评估、延迟评估都会阻碍损伤的康复进程。由于军事训练伤的康复对象以及实施康复治疗人员的特殊性，军事训练伤的康复评估内容应具有简单易行、容易掌握、评估不受仪器设备限制等特点，以适合在基层推广。

一、基本概念

康复评估，又称康复评定，是对伤、病、残患者的总体状况进行定性和（或）定量描述，通过收集患者的病史和相关信息，使用客观的方法有效和准确地评定功能障碍的种类、性质、部位、范围、严重程度、预后及制订康复治疗计划和评定疗效的过程。

二、评估目的

康复评估是康复治疗的基础，是制订康复计划的前提和基础，也是评价康复治疗效果的客观依据。

（1）找出患者的障碍所在，了解障碍的性质、范围、严重程度，做出合理的诊断，指导医师制订有效的治疗计划。

（2）了解患者的康复愿望及需求，根据评定结果制订适宜的治疗目标及治疗计划。

（3）评定康复治疗效果。康复治疗始于评定，止于评定。经过一段时间的治疗后，应评估治疗效果，并根据评定结果制订下一阶段的治疗方案。

（4）预测结局。通过病历资料及初中期评定结果，对患者功能结局做出相对客观、合理的预测。

三、评估内容

军事训练伤患者的康复评估内容包括病史采集、一般查体、特殊试验、功能评估、回归运动前评估、心肺评估、心理评估和生活质量评估等。

1. 病史采集

主要询问病史，包括患者的年龄、性别、受伤过程、训练相关的鞋具、训练场地、症状表现、疼痛加重或者缓解的因素、疾病的演变过程，以及个人史、家族史和遗传史等。采集病史时注意保护患者个人隐私，记录完整的、具有诊断价值的病史。

2. 一般查体

即物理检查，包括躯体各个部位的视诊、触诊、动诊、量诊。

（1）视诊。是指通过视觉观察伤员的一般情况，如受伤部位的皮肤色泽，有无淤血、肿胀和损伤，患肢的姿势以及步态与活动情况等。

（2）触诊。是指通过手的触摸，对骨骼、关节、肌肉、肌腱、韧带及压痛部位、肿块、扳机点等进行评估。疼痛是军事训练伤最常见的主诉，而压痛则是重要体征。压痛最明显的部位，往往就是损伤最严重的部位。长期损伤和疼痛导致肌肉筋膜损伤，血液循环较差，进入肌细胞内的营养物质不足，从而产生扳机点。正确触诊局部肌肉的扳机点有助于明确疼痛的来源。

（3）动诊。是指通过活动四肢和躯干，对肌肉收缩情况和关节活动度进行检查。对患肢进行评估时，须与健侧肢体对比。肌肉收缩检查包括静态和动态两种，静态检查时关节不动，可以触及并看到肌肉的收缩。动态检查时，肌肉收缩作用于关节，使其活动，通过关节的抗阻伸、屈力等间接反映肌肉收缩情况。关节活动度检查包括主动活动度检查和被动活动度检查。若被动活动正常，主动活动障碍，则表明可能有神经麻痹或肌腱断裂；若主动和被动活动均有障碍，则表明有关节强直、关节僵硬、关节内外骨阻挡、肌肉挛缩、皮肤瘢痕挛缩等情况。

（4）量诊。是指通过使用简单的工具对四肢和躯干进行测量。测量内容主要包括肢体长度、肢体周径、关节活动范围、肌力、感觉障碍区、腱反射等。

3. 特殊试验

主要是各个关节的结构评估，如肩关节空罐试验。

4. 功能评估

主要是各个关节的局部功能评估和量表评估。

5. 回归运动前评估

理想的评估记录应具有以下特点：①内容有代表性，敏感度高（即效度），能充分体现某一功能；②简便易行，治疗师容易掌握，患者容易接受；③耗时少；④评价效果可靠，容易为同行所重复（即信度）；⑤可定量或半定量。

6. 心肺评估

心肺功能是人体新陈代谢的基础，是人体运动耐力的基础。心肺评估分为心血管系统功能评估和呼吸系统功能评估。

7. 心理评估

包括行为、智力、人格、情绪评估等。

8.生活质量评估

主要是个体生理、心理、社会功能三方面的状态评估，即健康质量评估。

四、评估原则

（1）一般顺序为视诊、触诊、动诊、量诊和其他特殊检查。先检查受伤部位，再检查整个患肢和健侧肢体，以及全身其他部位，这样可以避免遗忘和漏诊。

（2）两侧对比。充分暴露肢体，进行两侧肢体的对比，以充分了解受伤情况。

（3）局部评估和整体评估相结合。康复评估的物理检查并不是孤立的，应当结合受伤部位的解剖生理特点，综合病史、受伤机制、症状、体征等资料进行全面分析，如膝关节的损伤除了评估膝关节外，还需要对踝关节、髋关节和脊柱进行整体评估，从而得出正确的诊断，以利于制订全面的康复计划。

（4）身心结合的整体观念。人体是一个完整的整体，局部损伤和疼痛会累及邻近关节，如肘关节骨折术后关节挛缩的患者，由于肘关节活动长时间受限，使肩关节过度活动，引起肩关节撞击综合征导致肩关节疼痛、活动受限。而长期慢性疼痛、功能障碍，会导致患者情绪低落、焦虑、抑郁，有些患者甚至出现自杀倾向、躁狂等。

五、评估时间

康复评定可分为初期评定、中期评定、结局评定。

（1）初期评定。在制订康复计划或治疗之前进行的评定，称为初期评定。其目的主要是了解存在的问题、功能状态及障碍程度，初期评定是制订康复计划及短期、长期目标的依据。

（2）中期评定。了解功能有无改善或改善的程度，判断治疗效果，并对原有目的和计划进行适当调整。

（3）结局评定。在康复治疗结束前进行的评定，也称终期评定。可判断康复效果有无达到预期的目标，就今后是否需要继续康复治疗、预防继发性损伤提出进一步的建议。

第二章
颈椎损伤的康复评估

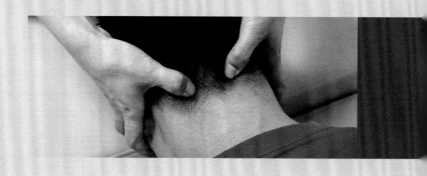

　　颈椎不是一个独立的结构，它向上连接头部，向下连接肩部，颈椎和肩关节通过大量的软组织连接在一起。很多颈部肌肉起自颈部止于肩胛带和上胸椎，因此，我们不能孤立地评估颈椎，当患者因为颈椎问题就诊时，对肩部的评估也很重要。

第一节　采集病史

采集病史通常是在体格检查之前完成，如果病史全面，体征和症状往往提示患者的损伤情况和程度，检查者根据病史、临床症状、体格检查结果等进行综合分析，来明确诊断以进行相应的治疗。

一、年龄

随着年龄的增长，颈椎间盘水分逐渐丢失，弹性下降，容易发生退变，导致椎间盘高度降低，椎体边缘出现骨质增生。

二、损伤机制

是否存在外伤、劳累等诱因。交通事故、运动可能导致颈椎的结构损伤，从而引起病变。例如，在跌倒或接触性损伤后出现短暂的双侧感觉和（或）运动障碍，甚至意识丧失，称为颈髓神经失用症（cervical cord neuropraxia，CCN），这是一种罕见的运动损伤。即使在没有颈椎狭窄或脊髓损伤的情况下，CCN 的第二次发作仍是接触性运动的禁忌证。如无外伤，则考虑是否存在机械应力，如不良的体位、长时间的固定姿势、重复的颈部运动等，这些都会加速退行性变化。

三、疼痛的部位、性质

依据疼痛的部位及范围可以分辨是颈部软组织损伤还是骨损伤，或是神经损伤。当疼痛集中在局部时，浅表痛提示问题多发生在肌肉等软组织，深压痛、叩击痛提示问题多发生在骨组织；当疼痛集中在神经支配的特定皮肤区域时，提示存在神经损伤。

如果患者伴有头痛，应询问患者头痛的性质、部位以及发作频率。头痛分为原发性头痛与继发性头痛，前者包括偏头痛和紧张型头痛，而后者多由血管疾病、感染、外伤、发热等诱发。头痛时，要根据具体位置、频率以及相关临床检查来确定具体病因，必要时进行颅脑检查，以排除中枢神经系统病变。

四、伴随症状

可以根据伴随症状来鉴别颈椎病的分型。

（1）神经根型颈椎病：主要由椎间盘突出或骨质增生等对神经根造成压迫所致，症状沿受累神经根的走行和支配放射至上肢，表现为相应区域的疼痛、麻木、力量减弱与活动受限。症状的出现与缓解和颈部的位置及姿势有明显关系，咳嗽、打喷嚏、用力等动作常导致症状加重。

（2）脊髓型颈椎病：主要由于脊髓受到压迫或刺激而出现感觉、运动和反射障碍，常表现为四肢无力、麻木、行走困难、走路有踩棉花感，甚至大小便功能障碍等症状。

（3）椎动脉型颈椎病：颈椎变形和失稳等机械性因素导致椎动脉血管受压、狭窄和扭曲等，造成椎－基底动脉供血不足，影响血液流向大脑，引发头晕、头痛、恶心等症状。常在转头、抬头时突发疼痛甚至昏迷。

（4）交感神经型颈椎病：受累的颈椎引起交感神经系统异常，所有受交感神经支配的系统几乎都被累及。常出现头晕、耳鸣、视力减退、记忆减退、睡眠欠佳、多汗或无汗、恶心、腹胀、心律失常、血压不稳等症状。

（5）颈型颈椎病：以颈部疼痛和僵硬为主要症状，通常不累及神经系统。疲劳时加重、休息按摩后减轻，多由于长期的异常姿势、重复的固定动作以及缺乏颈部活动而导致肌肉及筋膜等软组织紧张、僵硬。例如，伏案工作时头部过度前伸、颈部长期武装负重等。

第二节　一般查体

一般查体为临床基础检查之一，主要包括视诊、触诊、动诊和量诊。主要目的是了解患者的基本情况，初步筛查患者疼痛以及受限的原因并为进一步检查评估提供基础信息，为后续制订康复计划提供依据。

一、视诊

视诊可观察患者的一般状态和体征，如发育、营养、体型、姿势和步态等。颈部视诊分为3个方向，分别为前面观、背面观和侧面观（图2-2-1）。

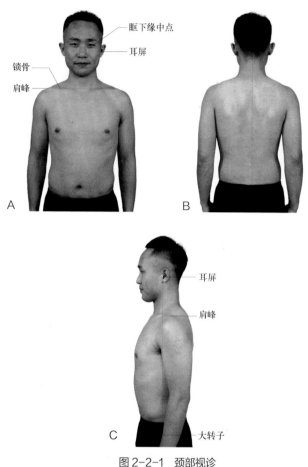

图 2-2-1 颈部视诊
A. 前面观；B. 背面观；C. 侧面观

1. 前面观

正常情况下，患者双眼平视前方，头部处于中立位，无明显侧倾或旋转，活动自如且颜面对称（图 2-2-2A）。两侧耳屏上缘和眶下缘中点处于同一水平，肩峰和锁骨等高对称（图 2-2-2B）。肩部曲线圆润，无方肩畸形，无肩峰突出或隆起（图 2-2-2C）。胸锁乳突肌、斜角肌等颈部肌肉无痉挛或短缩，发育饱满且对称（图 2-2-2D）。

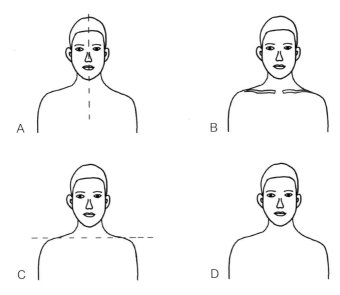

图 2-2-2 颈部视诊前面观

2. 背面观

正常情况下，头后枕部、脊柱和两足跟夹缝线应处于一条垂直线上。

（1）颈椎椎体。

检查颈椎棘突是否在一条直线上，是否存在棘突排列不齐，棘突上是否有压痛，颈后的棘旁肌肉是否对称（图 2-2-3A）。

（2）头颈部位置。

1）检查头颈部有无倾斜、双耳是否在同一水平线上（图 2-2-3B）。

双耳垂连线不平衡可能意味着患者的头颈部向一侧倾斜，或仅仅是一只耳朵比另一只耳朵位置更高。如果是后者，可能与未正确佩戴眼镜有关。

在放松状态下观察到颈椎侧向屈曲，可能是因为颈屈曲侧有肌肉短缩，特别是肩胛提肌、斜角肌、胸锁乳突肌以及同侧斜方肌上部肌纤维（图 2-2-3C）。

2）检查头颈部有无旋转。

在放松状态下，头部右转的患者右侧的斜角肌和肩胛提肌可能有短缩，并且颈部左侧的胸锁乳突肌张力增加（图 2-2-3D）。

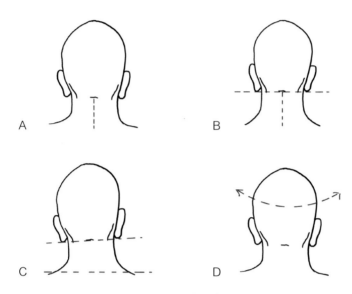

图 2-2-3　颈部视诊背面观

从图 2-2-4 中可以看到，若颈部存在微小侧向偏移，则会显著改变上段颈椎与头部之间的夹角。夹角减小一侧组织将缩短，夹角增大一侧组织将被拉长。

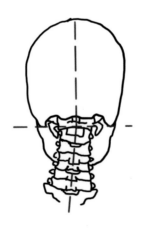

图 2-2-4　上段颈椎与头部之间的夹角

3. 侧面观

正常情况下，耳屏、肩峰、股骨大转子、膝关节、踝关节5点连成一线，位于一条垂直线上，同时可见脊柱4个正常生理弯曲，即向前凸的颈曲与腰曲，向后凸的胸曲与骶曲。

上交叉综合征：又名近端或肩带交叉综合征，表现为头前倾、颈椎前凸增加、含胸、驼背、圆肩的姿势。薄弱的颈深屈肌与中下斜方肌、菱形肌、前锯肌前后交叉，紧张的上斜方肌、肩胛提肌与胸大肌、胸小肌前后交叉，这种失衡模式造成了关节紊乱、颈椎生理曲度消失、翼状肩胛、肱骨前移等问题。常见于颈部长期保持前屈姿势的职业，如长期伏案工作人员（图2-2-5）。

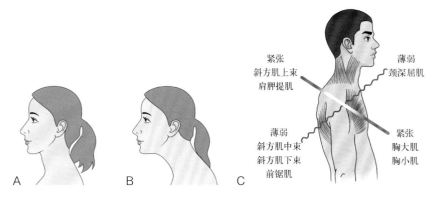

紧张 斜方肌上束 肩胛提肌

薄弱 颈深屈肌

薄弱 斜方肌中束 斜方肌下束 前锯肌

紧张 胸大肌 胸小肌

图2-2-5　颈部视诊侧面观

A.头部正确位置；B.头部前倾；C.上交叉综合征

二、触诊

1. 压痛（图2-2-6）

触诊时注意检查棘突是否偏斜，压痛点是在棘突的中央区还是两侧，并由轻而重地测定压痛点是位于浅层还是位于深部。一般浅压痛多为棘上韧带、棘间韧带或浅筋膜病变。棘突上浅压痛多见于棘上韧带损伤、棘突滑囊炎，深压痛多见于椎体结核、骨折及脱位。若压痛点在颈椎的横突部位，则表示关节突可能有炎症或损伤（如关节突关节紊乱、微小错位等）。若压痛点在下颈椎棘突旁以及肩胛骨内上角处，同时向一侧上肢放射，多为颈椎病。若压痛点在棘间韧带或局部肌肉，可能为扭伤、"落枕"、项韧带钙化等。若肌肉或筋膜内有广泛的压痛点，则可能是颈部肌筋膜炎。若在颈椎棘突连线上触到硬结或索条，可能为项韧带钙化。

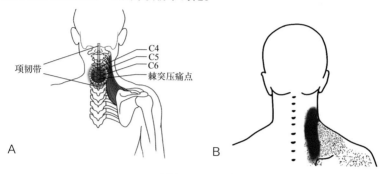

图 2-2-6 压痛

A. 颈椎压痛点；B. 右侧肩胛压痛点

2. 颈椎触诊

临床上，通过枕外粗隆、C2 棘突、C7 棘突来确定颈椎各棘突的位置（图 2-2-7）。然后从上至下或从下至上逐节触摸按压棘上韧带、棘间韧带。

（1）定位枕外粗隆及 C2 棘突：枕外粗隆为头后部正中、距发际线数厘米的显著隆起。沿此向下，有一凹陷，再向下触摸，可触及一骨性突起，即 C2 棘突。

（2）站立位或坐位下定位 C7 棘突：当患者低头，触诊颈椎后部时，C7 棘突是最突出的。对超重或者驼背（颈后脂肪组织过度生长）的患者来说，C7 棘突很难被发现。

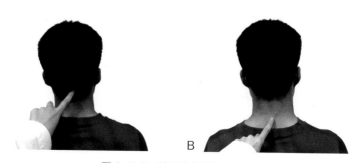

图 2-2-7 棘突体表定位

A. 定位 C2 棘突；B. 定位 C7 棘突

3.肌肉触诊

（1）斜角肌（图2-2-8）：斜角肌是一组有趣的颈部肌肉，它们负责将疼痛转介到身体的其他部位，如肩胛骨内侧边缘（菱形肌的位置）、肩关节和上肢。颈部的神经和血管通过锁骨、肋骨、胸小肌和斜角肌所围成的一小块区域向下延伸到上肢。

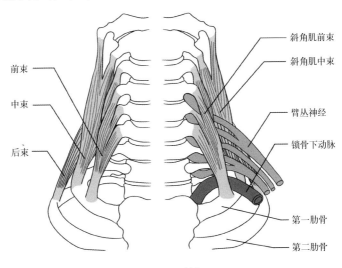

前束

中束

后束

斜角肌前束

斜角肌中束

臂丛神经

锁骨下动脉

第一肋骨

第二肋骨

图2-2-8　斜角肌

颈部的血管或神经受到压迫，可导致一系列上肢症状，统称为胸廓出口综合征。通过拉伸、按摩、扳机点松解或通过运动重新调整头颈部位置等方法来减少这些肌肉的张力，患者的胸廓出口综合征症状可得到缓解。连接第一和第二肋骨的斜角肌也是重要的呼吸肌。因此，能够识别和触诊它们对评估肌肉张力是非常重要的。

1）坐位时触诊斜角肌（图2-2-9A）：患者取坐位，检查者站在患者身后，用一只手的指尖轻触患者的颈部侧方。另一只手轻轻地放在患者的肩上。

2）仰卧位触诊斜角肌（图2-2-9B）：患者取仰卧位，检查者站在床头，用示指触诊患者锁骨上方、胸锁乳突肌和颈阔肌肌腱之间的颈部。让患者把头从床上抬起来，斜角肌产生收缩，指尖下斜角肌的张力增加。

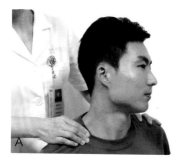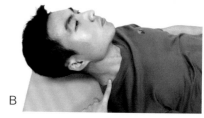

图 2-2-9　触诊斜角肌

A. 坐位触诊斜角肌；B. 仰卧位触诊斜角肌

3）斜角肌紧张试验（图 2-2-10）：令患者单手握拳轻放于前额表面，头部主动发力与拳头对抗。此时检查者沿锁骨触诊，在锁骨上方、胸锁乳突肌和颈阔肌肌腱之间，能够感觉到斜角肌的收缩。让患者把头转向右边时，检查者能够识别右斜角肌。

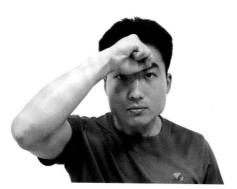

图 2-2-10　斜角肌紧张试验

（2）枕下肌（图 2-2-11）：位于颅骨底部的 4 块小肌肉被统称为枕下肌，它们与 C1、C2 相连，负责头部的旋转和后倾。轻轻将手指放在枕骨下方，可以感受到枕下肌的微动。其中一块肌肉被称为头后小直肌，含有较高比例的束状纺锤体，参与本体感觉。因此，在受伤（如剧烈甩动）后这块肌肉萎缩可能会对平衡感产生显著影响，导致平衡感降低。头后小直肌非常重要，因为它通过一层筋膜与大脑硬脑膜相连。枕下肌紧张和触发点的形成可能是引起紧张型头痛的原因之一，因为增加的张力会通过这层筋膜传递给大脑硬脑膜。

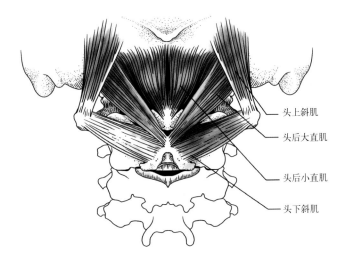

头上斜肌

头后大直肌

头后小直肌

头下斜肌

图 2-2-11　枕下肌

由于这些肌肉位于斜方肌深处和颈后深筋膜处，因此很难有效触诊。触诊枕后肌群的一种方法是：患者取仰卧位，检查者位于床头，双手放在患者颈部两侧，双手呈杯状托起颅底，可触及枕下肌（图 2-2-11）。另一种方法是：患者取俯卧位，向后仰头伸展颈部，此时颈后肌肉收缩，同样可在枕骨粗隆下触及枕下肌（图 2-2-12）。

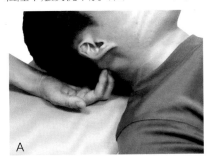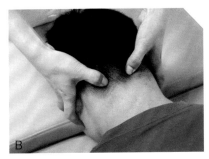

图 2-2-12　触诊枕下肌

A. 仰卧位触诊枕下肌；B. 俯卧位触诊枕下肌

4.肌筋膜扳机点与疼痛区域

（1）胸锁乳突肌（图2-2-13）。

1）扳机点位置：遍布于该肌肉及其周围各处，主要有胸骨柄、乳突、外耳道及耳后、颞下颌关节及其周围、眼眶及其周围、咽喉和前额等。

2）牵涉痛：可诱发面部疼痛，此种疼痛容易被误诊为三叉神经痛，包括头痛、眼痛、舌痛以及耳后部疼痛，这些疼痛有时还会被传递到颈后部和胸骨顶部。

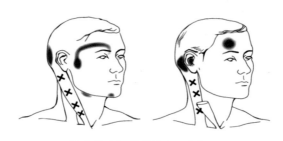

图2-2-13 胸锁乳突肌疼痛区域

（2）斜角肌（图2-2-14）。

1）扳机点位置：遍布于斜角肌的各处，而主要扳机点位于锁骨上窝、颈椎横突。

2）牵涉痛：胸部、肩胛骨内侧缘、整个手臂的前方与后方、拇指与示指的背面。

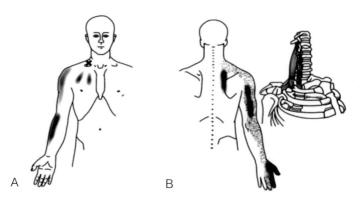

A　　　　　　　　　　B

图2-2-14 斜角肌疼痛区域

（3）舌骨肌群（图2-2-15）。

1）扳机点位置：下颌骨二腹肌窝、乳突和舌骨体。

2）牵涉痛：舌、咽喉和下颌区域以及颈部区域。

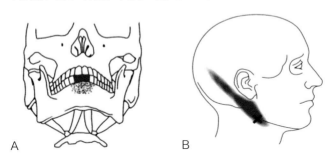

图2-2-15　舌骨肌群疼痛区域

（4）斜方肌（图2-2-16）。

1）扳机点位置：扳机点1位于斜方肌上束边缘处；扳机点2位于斜方肌上束与中束连接处；扳机点3位于肩胛冈中点附近的上方；扳机点4位于肩峰；扳机点5位于肩胛骨内侧缘的内侧中部和外侧下部。

2）牵涉痛：环绕外耳上、下和后方的整个颅骨侧面、颈椎、肩胛冈上方及肩胛骨内侧缘的周围。

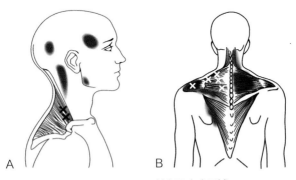

图2-2-16　斜方肌疼痛区域

（5）肩胛提肌（图2-2-17）。

1）扳机点位置：颈部和肩部的交界区、肩胛内上角上方约1.3 cm处。

2）牵涉痛：颈部、肩胛骨内缘和肩背部。

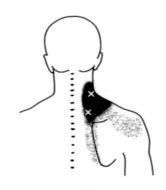

图2-2-17　肩胛提肌疼痛区域

（6）头夹肌（图2-2-18）。

1）扳机点位置：该肌肉的肌腹处，大致为枢椎棘突水平。

2）牵涉痛：同侧颅顶部。

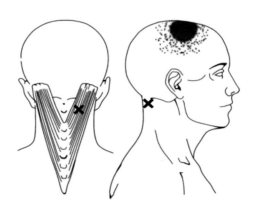

图2-2-18　头夹肌疼痛区域

（7）头半棘肌（图2-2-19）。

1）扳机点位置：上项线下方、颈部的基底部、C4/C5水平和枕部下方
2～4 cm处。

2）牵涉痛：头顶部、太阳穴区域、枕下区域和肩胛骨内缘。

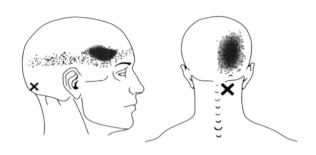

图 2-2-19　头半棘肌疼痛区域

（8）枕下肌（图 2-2-20）。

1）扳机点位置：颅骨底部、枕骨、寰椎和枢椎的后方。

2）牵涉痛：后脑至前额与眼周的区域，类似偏头痛性质。

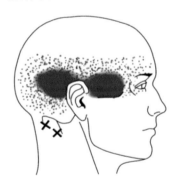

图 2-2-20　枕下肌疼痛区域

三、动诊

1. 主动运动（图 2-2-21）

主动运动检查时，所有动作均在坐位进行，胸背部最好有支撑物。检查过程中观察患者头部的移动情况，是否自如稳定地移动，抑或是出现卡顿，以及是否存在胸腰椎的代偿动作。此外，还应观察运动过程中患者是否出现疼痛，以及疼痛的部位和时机。颈椎的主动运动范围如下：屈曲 0°～45°、伸展 0°～45°、侧屈 0°～45° 以及旋转 0°～60°。

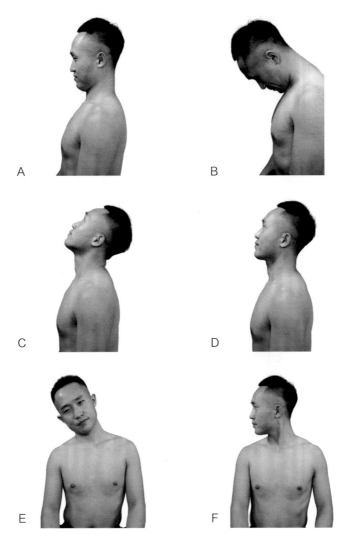

图 2-2-21 颈椎的主动运动

A. 点头（上颈椎）；B. 屈曲；C. 伸展；D. 抬头（上颈椎）；E. 侧屈；F. 旋转

2. 被动运动（图 2-2-22）

如果主动运动范围不足，且检查者在主动运动过程中无法测试患者的关节终末感，则应进行被动运动来确定关节终末感以及被动运动范围。所执行的被动动作与主动动作相同。正常情况下，被动运动至终末时会产生一种关节囊内的、不受随意运动控制的运动。因此，被动运动范围略大于主动运动。在被动运动过程中，还要感受关节是否有弹性、移位、摩擦感以及疼痛范围的改变等。

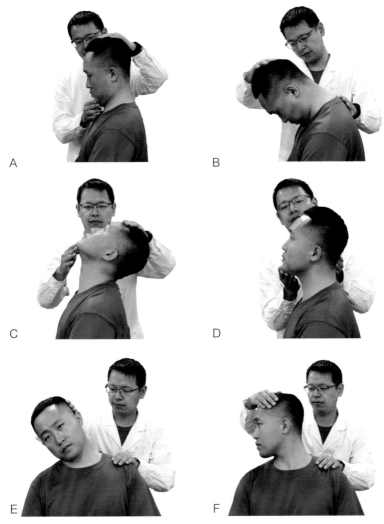

图 2-2-22　颈椎的被动运动

A.点头（上颈椎）；B.屈曲；C.伸展；D.抬头（上颈椎）；E.侧屈；F.旋转

3. 周边关节检查

在完成主动与被动运动检查之后，应进行周边关节的筛查，以排除发生在其他部位，如颞下颌关节、肩关节、肘关节、腕关节等的明显病变（表2-2-1）。

表2-2-1　周边关节检查

检查关节	动作
颞下颌关节	张嘴、闭嘴
肩关节	外展、前屈、外展90°时的旋转，肩胛骨平面的推举、左右侧Apley's scratch测试
肘关节	屈曲、伸展、旋前、旋后
腕关节	屈曲、伸展、外展、内收、拇指和小指对掌

4. 肌节检查

在完成了周边关节的检查之后，检查者可通过测试肌节来判断肌力大小以及可能因颈椎神经根问题所造成的肌无力（表2-2-2，图2-2-23）。

表2-2-2　肌节检查

上肢肌节		
神经根	动作测试	代表肌肉
C1～C3	颈部运动	颈深肌群、枕下肌群等
C4	呼吸	膈肌
C5	肩胛上提 肩外展 屈肘	肩胛提肌 三角肌 肱二头肌
C6	肩内收 伸腕	胸大肌 桡侧腕伸肌
C7	伸肘 屈腕	肱三头肌 桡侧腕屈肌
C8	中指屈曲	指深屈肌
T1	小指外展	小指展肌

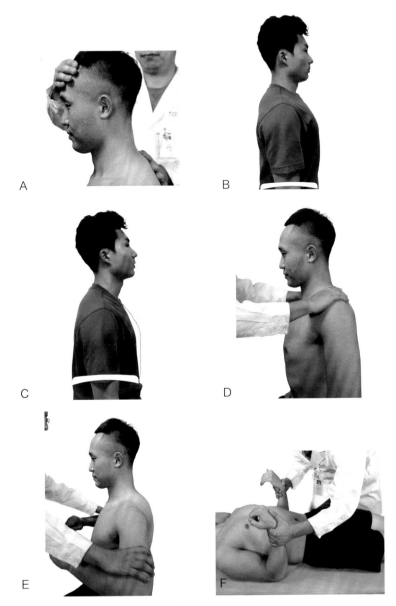

图 2-2-23　肌节测试定位

A. 颈部运动（C1～C3）；B. 吸气时膈肌的运动（C4）；C. 呼气时膈肌的运动（C4）；

D. 肩胛上提（C5）；E. 肩外展（C5）；F. 屈肘（C5）

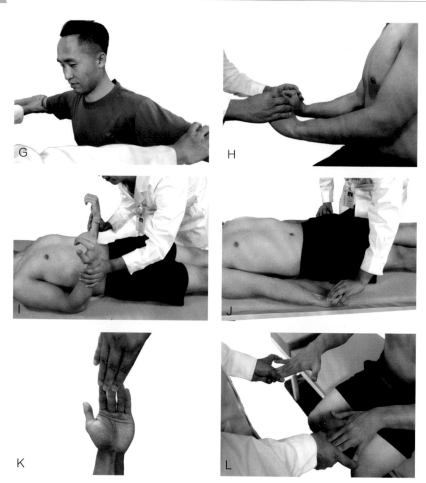

图 2-2-23（续） 肌节测试定位

G. 肩内收（C6）；H. 伸腕（C6）；I. 伸肘（C7）；J. 屈腕（C7）；K. 中指屈曲（C8）；

L. 手指外展（T1）

四、感觉检查

每一对脊髓后根的感觉纤维都支配一定的皮肤区域（图 2-2-24），胸段排列最为规律，而上下肢的排列略显复杂。这些标志有助于脊神经或脊髓损伤的定位诊断，即根据出现感觉障碍的皮肤区域，诊断出受损的脊神经属于哪一节段。

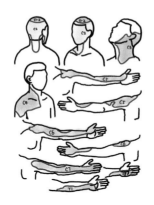

图 2-2-24　颈神经感觉支配区域

五、量诊

在动诊的基础上测量颈椎的活动度可以直接判断颈椎活动度是否正常，以及受限程度。可将治疗前后的角度对比作为治疗效果评价的指标。测量时患者皆取坐位，背部最好有支撑，双脚平放于地面。可测量患者颈部屈曲、伸展、侧屈的角度。

1. 用量角器测量颈椎活动度

（1）测量颈部屈曲的角度（图 2-2-25）：将量角器的轴心置于外耳道，确保量角器的固定臂与地面垂直，量角器的移动臂对准鼻孔。嘱患者下巴尽可能靠近胸部，同时量角器的移动臂随患者鼻孔移动，获取颈部屈曲角度。

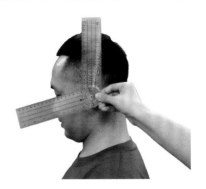

图 2-2-25　测量颈部屈曲的角度

（2）测量颈部伸展的角度（图2-2-26）：将量角器的轴心置于外耳道，确保量角器的固定臂与地面垂直，量角器的移动臂对准鼻孔。嘱患者抬头，尽量使头部靠近后背，同时量角器的移动臂随患者鼻孔移动，获取颈部伸展角度。

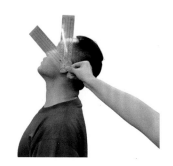

图2-2-26　测量颈部伸展的角度

（3）测量颈部侧屈的角度（图2-2-27）：找到C7棘突，定位枕骨隆突和胸椎的棘突。将量角器的轴心置于C7棘突处，确保量角器的固定臂置于胸椎棘突上，移动臂置于枕骨隆突上。嘱患者肩部不动，头偏向一侧肩部，尽量使耳朵靠近自己的肩部。保持量角器脊柱端固定，移动臂随患者枕骨隆突移动，获取颈部侧屈角度。可用同样的方法获取另一侧的角度。

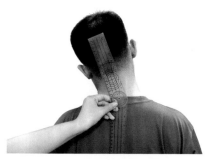

图2-2-27　测量颈部侧屈的角度

2. 用卷尺测量颈椎活动度

（1）屈曲：颈前屈，测量下巴到胸骨切迹的距离（图2-2-28）。

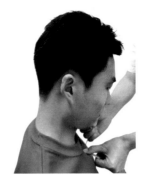

图 2-2-28　颈前屈测量下巴到胸骨切迹的距离

（2）伸展：头尽量后仰，测量下巴到胸骨切迹的距离（图 2-2-29）。

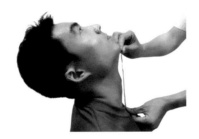

图 2-2-29　头后仰测量下巴到胸骨切迹的距离

（3）侧屈：头向左侧屈，测量乳突到肩峰的距离（图 2-2-30）；右侧同理。

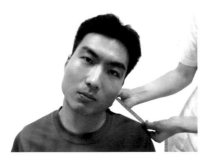

图 2-2-30　测量乳突到肩峰的距离

3. 徒手肌力检查（图 2-2-31）

肌力是指肌肉骨骼系统在负荷下，肌肉为了维持姿势、启动动作或控制运动而进行收缩，从而产生一定张力的能力。肌肉收缩分为等长收缩与等张收缩，其中等张收缩又分为向心收缩和离心收缩。徒手肌力检查通常是检查一组肌群的随意收缩能力。

检查者用手在肢体远端施加不同的阻力，阻力方向与被检查肌群运动的方向相反。能克服较大阻力为 5 级，能克服轻度阻力为 4 级，而 3 级仅能抗自身肢体重力。在解除重力的影响后，能完成全关节活动范围为 2 级，仅能完成部分关节活动范围为 1 级。以上采用了 Lovett 分级法的评定标准，具体见表 2-2-3。

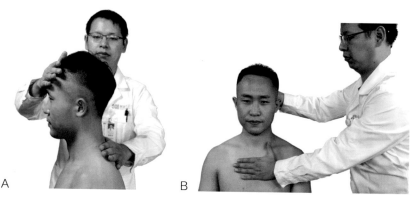

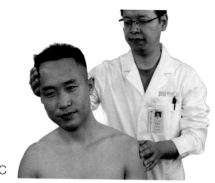

图 2-2-31　颈椎徒手肌力检查

A. 屈曲；B. 伸展；C. 侧屈

表 2-2-3　Lovett 分级法

分级	名称	评级标准
0	零（zero，0）	未触及肌肉的收缩
1	微弱（trace，T）	可触及肌肉的收缩，但不能引起关节活动
2	差（poor，P）	解除重力的影响，能完成全关节活动范围的运动
3	可（fair，F）	能抗重力完成全关节活动范围的运动，但不能抗阻力
4	良好（good，G）	能抗重力及轻度阻力，完成全关节活动范围的运动
5	正常（normal，N）	能抗重力及最大阻力，完成全关节活动范围的运动

4.等长抗阻测试（图 2-2-32）

患者颈部处于休息位并用力对抗检查者所施加的不同方向的阻力，整个过程中不要产生关节角度的变化，以确保患者执行等长收缩。

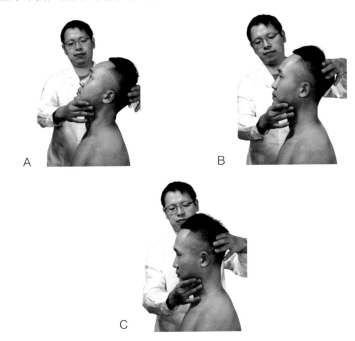

图 2-2-32　颈椎等长抗阻测试

A.对整个颈椎施压；B.对上颈椎施压；C.对下颈椎施压

第三节 特殊试验

特殊试验检查见表 2-3-1。

表 2-3-1 特殊试验检查

损伤结构	特殊试验
神经根	头部叩击试验、Spurling 试验、Jackson 压头试验、引颈试验、肩膀下压试验、肩关节外展测试
臂丛神经	上肢张力测试、臂丛神经压迫试验
上神经元	Romberg 征、Lhermitte 征
椎动脉	椎动脉测试、Hautant 试验、Naffziger 试验

一、头部叩击试验

患者取坐位，检查者将一只手平放于患者头顶部，掌心朝下，另一只手握拳轻轻叩击放置于头顶部的手背，观察患者的反应；若患者感觉颈部不适、疼痛，一侧或双侧上肢放射痛，则为阳性（图 2-3-1）。

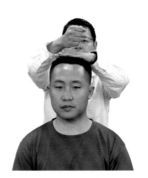

图 2-3-1 头部叩击试验

二、Spurling 试验

让患者取坐位，头部微向患侧倾斜，检查者立于患者后方，用手按住患者头顶向下施加压力。检查分为 3 个阶段，第一阶段是头部在正中位置时给予下压的力量，第二阶段是头部在后仰位置时给予压力，第三阶段是头部后仰姿势下，先使头部旋转到健侧给予压力，然后再使头部旋转到患侧给予压力（图2-3-2）。阳性反应是下压头部时发生疼痛，且传至头部侧屈侧的手臂，提示神经根受压。

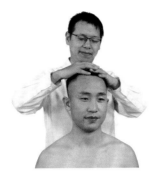

图2-3-2　Spurling 试验

三、Jackson 压头试验

患者先将头旋转至一侧，然后检查者小心地做出垂直下压患者头部的动作，再一次测试时，患者需将头旋转至对侧（图2-3-3）。阳性反应为疼痛传导至手臂，提示神经根受压。

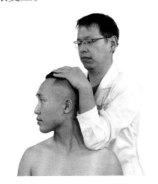

图2-3-3　Jackson 压头试验

四、引颈试验

患者取坐位，检查者一只手放于患者下巴处，另一只手环抱住患者的枕骨，然后慢慢将患者的头向上提拉（图2-3-4）。患者头部被提起或拉离时，上肢麻木、疼痛症状有解除或减轻，表示试验为阳性，提示神经根型颈椎病。

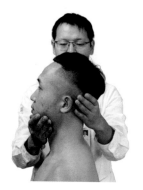

图2-3-4　引颈试验

五、肩膀下压试验

此测试可用于评估臂丛神经损伤。测试时，检查者使患者头部侧屈，同时在对侧肩膀给予下压的力量（图2-3-5）。若疼痛增加，可能的原因包括侧屈一侧的神经根受到刺激或压迫，椎间孔受到侵犯。

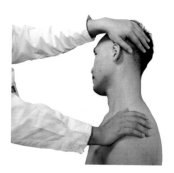

图2-3-5　肩膀下压试验

六、肩关节外展测试

肩关节外展测试可用来测试神经根症状，尤其是 C4 或 C5 神经根。测试时患者取坐位或平躺，检查者使患者的肩膀外展，让患者手或前臂放置于头顶上（图 2-3-6）。若症状减轻，提示神经根在颈椎硬膜外受到压迫。

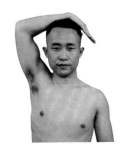

图 2-3-6　肩关节外展测试

七、上肢张力测试

上肢张力测试，这些张力测试动作设计的目的就是对上臂的神经进行压迫，分为 4 个测试，利用肩膀、手肘、前臂、手腕和手指姿势的改变，针对特定的神经施加更大的压力。若患者症状程度加重，则为阳性结果。

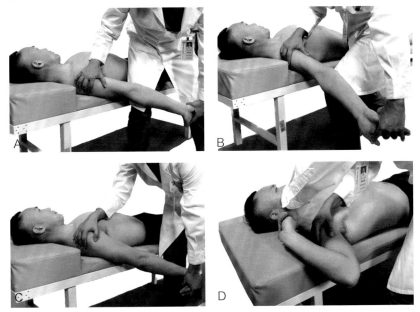

图 2-3-7　上肢张力测试

A. 正中神经；B. 正中神经；C. 桡神经；D. 尺神经

八、臂丛神经压迫试验

检查者用拇指或其他手指挤压神经，对臂丛神经施加一定的压力。当产生的疼痛传到肩膀或上肢时，结果为阳性（图2-3-8）。

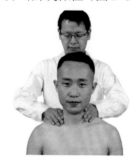

图2-3-8　臂丛神经压迫试验

九、Romberg 征

患者取站立位且闭上眼睛之后，维持站立20～30秒。如果身体开始摇晃或者失去平衡，测试结果为阳性，提示患者有上神经元的损伤。

十、Lhermitte 征

此测试用来判断是否存在脊髓以及神经元损伤。患者坐于检查床上，取长坐位，检查者使患者的头被动屈曲，同时抬起其一侧腿（图2-3-9）。阳性结果是出现尖锐或点击样疼痛自脊椎向上肢或下肢传导。提示硬膜或脊髓受到刺激，或可能有颈椎脊髓病变。

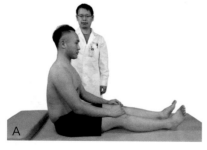
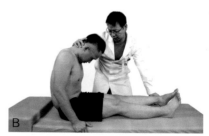

图2-3-9　Lhermitte 征

A.患者取长坐位；B.检查者同时屈曲患者的颈部和髋部

十一、椎动脉测试

又称椎动脉扭曲试验，主要用于判定椎动脉状态。患者取仰卧位，患者头部略向后仰，检查者向左、向右旋转其颈椎，如出现眩晕等椎－基底动脉供血不全症状时，即为阳性（图 2-3-10）。当转动头部时，椎动脉扭曲，加重了椎－基底动脉供血不足，头部停止转动，症状亦随即消失。该试验可用于椎动脉型颈椎病的辅助分型诊断。

注意有时可引起患者呕吐、黑蒙，故检查者应密切观察以防意外。

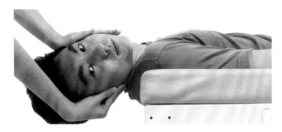

图 2-3-10　椎动脉测试

十二、Hautant 试验

患者取坐位，双臂向前举起至 90°，肘部伸直且手腕伸直，然后闭上眼睛，嘱患者做颈部旋转或后仰合并旋转的动作，再次将眼睛闭上，若患者出现手臂晃动、眩晕、晕厥前的体征，视觉变化和（或）恶心，则为阳性，表明可能存在椎基底动脉缺血。每个测试动作必须维持 10～30 秒（图 2-3-11）。

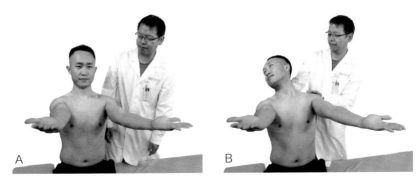

图 2-3-11　Hautant 试验

A. 双臂向前举起至 90°；B. 颈部旋转和伸展，双臂向前举起至 90°

十三、Naffziger 试验

患者取坐位，检查者站在患者后侧，用手按压患者颈静脉 30 秒，后要求患者咳嗽（图 2-3-12）。若有疼痛发生，表示有神经根问题或椎管占位病变。静脉受压时，如有类似头晕、眼花等症状发生，立刻停止测试。

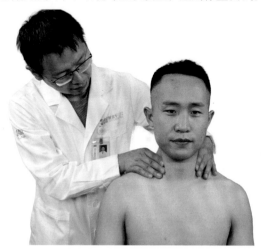

图 2-3-12　Naffziger 试验

第四节　功能评估

一、颈椎肌肉力量测试

头颈屈曲测试（图 2-4-1）：患者取仰卧位，前额和下巴的连线与床平行，头颈关节和颈椎均在正中位置。在头的下方放毛巾予以支撑，颈部后方枕骨处放一可充气的压力回馈仪，将该仪器的气囊加压到刚好填满床和颈部之间的空隙，且颈部能感觉到该仪器的任何反作用力的程度。然后嘱患者慢慢做出点头动作，使下巴往胸骨柄移动且维持在最末端位置 10 秒，这个动作可使压力值减少 10 mmHg。若要测试肌肉耐力，则需要患者连续做 10 次点头动作，无法完成或压力值突然增加，都提示颈椎深层屈肌无力。

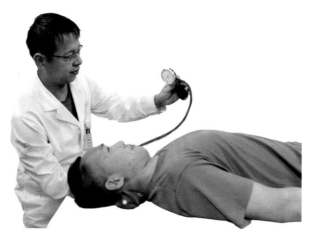

图 2-4-1 头颈屈曲测试

二、颈椎功能性肌力测试

评估颈部肌肉力量最简单且安全的方法之一是让患者进行主动的颈部抗重力运动。表 2-4-1 显示了 4 个不同的测试体位以及在每个体位运动时所需要的肌肉。正常情况下，每个动作患者应能重复执行 6 ~ 8 次或停留 20 ~ 25 秒，不能完成则表示与该运动相关联的肌肉力量薄弱。

表 2-4-1 颈椎功能性肌力测试

仰卧位（图 2-4-2A）	头抬高，缩下巴（颈屈曲）	6 ~ 8 次：功能良好
		3 ~ 5 次：功能普通
		1 ~ 2 次：功能不良
		0 次：无功能
俯卧位（图 2-4-2B）	头向后抬高（伸直）	保持 20 ~ 25 秒：功能良好
		保持 10 ~ 19 秒：功能普通
		保持 1 ~ 9 秒：功能不良
		保持 0 秒：无功能

续表

侧卧位（图2-4-2C）	头侧向抬高（颈侧屈，另一侧也需要测试）	保持20～25秒：功能良好
		保持10～19秒：功能普通
		保持1～9秒：功能不良
		保持0秒：无功能
仰卧位（图2-4-2D）	头抬离床面且旋转至一侧，保持住（颈部旋转，两侧均需要测试）	保持20～25秒：功能良好
		保持10～19秒：功能普通
		保持1～9秒：功能不良
		保持0秒：无功能

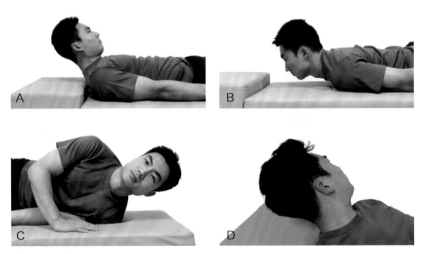

图2-4-2　颈椎功能性肌力测试

三、问卷调查

颈椎功能障碍指数调查问卷（NDI）（表2-4-2）包括疼痛强度、个人护理、提起重物、阅读、头痛、集中注意力、工作、睡觉、驾驶、娱乐等10项内容，每项评分为6级（0～5分），分值越高表示障碍越严重。最终评分以颈椎功能受损指数（%）表示，计算方法为每个项目得分的总和/（完

成的项目数 ×5）×100%，其中 0 ~ 20% 表示轻度功能障碍；21% ~ 40% 表示中度功能障碍；41% ~ 60% 表示重度功能障碍；61% ~ 80% 表示极重度功能障碍；81% ~ 100% 表示完全功能障碍。

表 2-4-2　颈椎功能障碍指数调查问卷（NDI）

标准	分数（分）	得分
1.疼痛强度		
此刻没有疼痛	0	
此刻疼痛感非常轻微	1	
此刻有中等程度的疼痛	2	
此刻疼痛相当严重	3	
此刻疼痛非常严重	4	
此刻疼痛难以想象	5	
2.个人护理（洗漱、穿衣等）		
我可以正常照顾自己，而不会引起额外的疼痛	0	
我可以正常照顾自己，但会引起额外的疼痛	1	
我在照顾自己的时候会出现疼痛，我得慢慢地、小心地进行	2	
我的日常生活需要一些帮助	3	
我的大多数日常生活活动都需要照顾	4	
我不能穿衣，洗漱也很困难，不得不卧床	5	
3.提起重物		
我可以提起重物，且不会引起任何额外的疼痛	0	
我可以提起重物，但会引起额外的疼痛	1	
疼痛会妨碍我从地板上提起重物，但如果重物放在桌子上合适的位置，我可以设法提起它	2	
疼痛会妨碍我提起重物，但可以提起中等重量的物体	3	
我可以提起轻的物体	4	
我不能提起或搬动任何物体	5	

标准	分数（分）	得分
4. 阅读		
我可以随意阅读，而不会引起颈痛	0	
我可以随意阅读，但会引起轻度颈痛	1	
我可以随意阅读，但会引起中度颈痛	2	
因中度的颈痛，我不能随意阅读	3	
因严重的颈痛，我阅读困难	4	
我完全不能阅读	5	
5. 头痛		
我完全没有头痛	0	
我有轻微的头痛，但不经常发生	1	
我有中度的头痛，但不经常发生	2	
我有中度的头痛，且经常发生	3	
我有严重的头痛，且经常发生	4	
我几乎一直都头痛	5	
6. 集中注意力		
我可以完全集中注意力，并且没有任何困难	0	
我可以完全集中注意力，但有轻微的困难	1	
当我想完全集中注意力时，有一定程度的困难	2	
当我想完全集中注意力时，有较多的困难	3	
当我想完全集中注意力时，有很大的困难	4	
我完全不能集中注意力	5	
7. 工作		
我可以做很多我想做的工作	0	
我可以做大多数日常工作，但不能太多	1	
我只能做一部分日常工作	2	

续表

标准	分数（分）	得分
我不能做我的日常工作	3	
我几乎不能工作	4	
我无法做任何工作	5	
8. 睡觉		
我睡眠没有问题	0	
我的睡眠稍受影响（失眠，少于 1 小时）	1	
我的睡眠轻度受影响（失眠，1 ~ 2 小时）	2	
我的睡眠中度受影响（失眠，2 ~ 3 小时）	3	
我的睡眠重度受影响（失眠，3 ~ 5 小时）	4	
我的睡眠完全受影响（失眠，5 ~ 7 小时）	5	
9. 驾驶		
我能驾驶而没有任何颈痛	0	
我想驾驶就可以驾驶，但有轻微疼痛	1	
我想驾驶就可以驾驶，但有中度疼痛	2	
我想驾驶，但不能驾驶，因有中度疼痛	3	
因严重的颈痛，我几乎不能驾驶	4	
因颈痛，我不能驾驶	5	
10. 娱乐		
我能参与我所有的娱乐活动，没有颈痛	0	
我能参与我所有的娱乐活动，但有颈痛	1	
因颈痛，我只能参与一部分娱乐活动	2	
因颈痛，我只能参与少量的娱乐活动	3	
因颈痛，我几乎不能参与任何娱乐活动	4	
我不能参与任何娱乐活动	5	

第五节　回归运动前评估

回归运动的一般原则，即无疼痛、全关节活动范围（ROM）和正常或接近正常的力量。然而，对于颈椎损伤，由于颈部有复杂的神经血管系统，必须谨慎决定何时可以重返训练场。此外，回归运动还与损伤的类型、症状的持续性、损伤的复发、所进行的训练以及该训练未来受伤的风险程度有关。

（1）手术或受伤部位愈合，已达恢复时间标准。单纯性颈椎骨折，包括那些只涉及棘突的骨折，不损害神经血管，需要达到完全骨性愈合，因此，在 8～10 周之内不能恢复全面训练。且至少需要半刚性颈托固定，直到疼痛消失。影像学显示损伤修复或者重建的结构充分愈合，例如肌肉和韧带的损伤愈合、骨折愈合、关节脱位复位良好等。侧位 X 线片示无颈椎不稳存在。对于神经损伤，必须确保损伤脊髓节段恢复正常且肌电图检查无异常时才可回归运动，而重复发生颈髓神经失用症后，禁止进行任何身体接触类运动。

椎间盘突出患者或者术后患者：必须获得无痛的全关节活动范围和力量完全恢复，残余的轻度上肢疼痛和麻木、残余的不适和（或）轻微的肌肉无力不是绝对的回归运动的禁忌证。单节段或多节段颈椎融合也是相对禁忌证。考虑到永久性神经损伤或损伤加重的风险，多节段颈椎融合、颈髓损伤后、有明显残余肌无力和（或）疼痛仍然是恢复接触性运动的绝对禁忌证。

（2）临床症状缓解。颈椎达到无痛的全关节活动范围、患侧上肢拥有足够的肌力，肌力至少达到健侧肌群的 85%。通过特殊检查，无阳性体征。颈椎 X 线片上没有半脱位或异常弯曲。任何未达到上述标准之一的患者应使用颈套保护 2 周，然后评估颈椎屈曲 / 伸展位下 X 线片情况或行磁共振成像（MRI）评估椎间盘。

（3）患侧功能达到健侧的 85%，且建立正确的运动模式，完成目标动作时无胸腰椎关节代偿。

（4）医师允许回归运动，患者已做好回归运动的心理准备。

第三章
腰椎损伤的康复评估

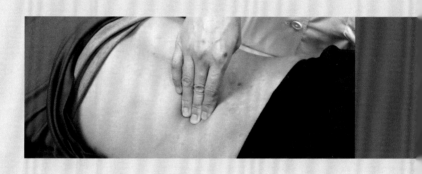

　　腰椎是人体脊柱的组成部分之一，上承胸椎，下接骶骨和尾骨，在维持身体稳定、支撑人体直立、承担负重等方面具有极其重要的作用。腰椎损伤是一种常见的脊柱疾病，本章节主要介绍腰椎损伤的病史采集、一般查体、功能评估、回归运动前评估等，为制订标准化康复方案提供依据。

第一节　采集病史

采集病史是腰椎疾病诊疗的第一步，了解患者的主诉、现病史、既往史、家族史等信息，对于医师快速、准确诊断疾病具有重要意义。详细的病史采集也有助于疾病的鉴别诊断，为后续的体格检查和评估提供方向。

一、年龄与性别

随着年龄增长腰椎易出现退行性改变。例如，椎间盘病变通常发生在15 ~ 40 岁，强直性脊柱炎通常发生在 18 ~ 45 岁，腰肌劳损通常出现在20 ~ 55 岁，骨质疏松骨折易发生在 45 岁以上，脊柱恶性肿瘤在 50 岁以上的人群中更多见。此外，女性好发下腰痛和骨质疏松，压缩性骨折的可能性增加；强直性脊柱炎好发于男性；女性妊娠期间脊柱韧带处于松弛状态，后纵韧带松弛易导致椎间盘突出。

二、受伤机制

有搬抬重物史、明显的扭伤或受暴力击打史，可能导致急性腰扭伤。腰椎间盘突出症患者通常有明显外伤及劳损史，当腰部负重或者搬重物，尤其脊柱的前屈运动较多时，髓核有向后移动的倾向。长期高寒地区训练时，寒冷刺激等易导致腰肌痉挛、腰椎间的压力增加，从而会增加腰椎间盘突出症发生的风险。如果存在急性腰伤未愈合、长期细微疲劳积累、腰背肌力量薄弱等，可能导致腰肌劳损或腰背肌筋膜炎。久坐、久站易导致慢性非特异性下腰痛。

三、疼痛分期

根据疼痛持续的时间，可分为：急性期，3 ~ 4 周以内；亚急性期，4 ~ 12 周；慢性期，12 周以上。

四、疼痛表现

慢性非特异性下腰痛以腰背部、腰骶部疼痛为主要表现，疼痛部位存在扳机点，可能是由肌肉的劳损、韧带的扭伤，或是小关节突、骶髂关节等处的病变引起，此类疼痛称为机械性下腰痛，一般不会向外周扩散，严重者臀部可能受累。疼痛症状多于卧床休息后减轻或消失，弯腰、久坐、久站后加重。腰椎间盘突出症主要表现为腰痛，早期表现为局限性或广泛性钝痛，活动、咳嗽、打喷嚏、站立后加重，休息后好转，可伴根性下肢痛。大多数患者为单侧根性下肢痛，疼痛呈针刺样或烧灼样，常伴有麻木；少数患者为双侧根性下肢痛。不同的疼痛性质以及深浅可以帮助确定损伤结构的位置和疼痛的来源。

若特定姿势或体位使得疼痛加重或减轻，可以判断为脊柱畸形或椎间盘压力异常。如果为持续性疼痛或疼痛不断加重，则提示神经性病变或占位性病变，例如感染、突出或肿瘤。通过疼痛是在早晨还是夜间较重，可以判断是小关节突的骨性关节炎还是肌肉韧带病变。出现肌力减退，可能是由神经支配或疼痛引起的反射性抑制。出现大小便功能障碍，考虑脊髓病变或压迫马尾神经。长期服用类固醇药物，考虑骨质疏松。在过伸、过屈等体位出现疼痛加重，考虑椎体滑脱。

五、伴随症状

急性腰扭伤时腰部可能有响声或软组织撕裂感，常出现活动受限，严重者不能站立或者行走、床上翻身困难等。慢性特异性下腰痛患者可同时存在腰部无力、僵硬感、活动受限或协调性下降，严重可发生睡眠障碍。腰椎间盘突出症患者的不同腰椎节段损伤会导致不同程度的间歇性跛行，常伴有臀部、大腿后侧、小腿后外侧、足跟、外踝、跖部和小趾麻木感。其他常见症状有出现"逃避姿势"以缓解疼痛，皮肤感觉、肌力和肌腱反射改变，脊柱曲度改变，腰部屈伸活动受限明显。

第二节　一般查体

一般查体是腰椎评估过程的第二步。采集病史通常是患者主观的描述，而查体则是医生对损伤部位以及相关肢体进行客观检查，其结果更可靠。通常通过视诊、触诊、动诊、量诊进行全面评估。大部分检查需要左右对比，以详细了解患者的功能状况。

一、视诊

1. 体态

主要有 3 种体态类型：外胚层体型，由胚胎外胚层形成的结构相对突出，其特征是身形较瘦；中胚层体型，由胚胎中胚层形成的结构相对突出，其特征是微型健壮；内胚层体型，由胚胎内胚层形成的结构相对突出，其特征是身体较肥胖。

2. 步态

当患者走进检查区域时，观察步态是否正常，如果步态发生了改变，可能存在腰椎或者下肢的结构或功能异常。

（1）保护性步态：由于存在疼痛，患者呈现保护性跛行。具体表现为患足着地后迅速更换健足起步，患肢迈步小，健肢迈步较大，步态急促不稳。腰部板直或向一侧后凸，迈步缓慢、谨慎，两手扶腰，或需人搀扶。

（2）蹒跚步态：行走时两腿僵硬，步态不稳似醉汉，这种步态主要见于脊髓病变，如肿瘤、椎管狭窄、脊髓型腰椎病等患者。

（3）傲慢步态：患者挺胸凸腹，步履缓慢，上肢位置靠后、摆动小，这种步态常见于强直性脊柱炎或脊柱结核的患者。

3. 脊柱整体姿势

患者在放松姿势下进行检查，有急性腰痛的患者常常保持减轻疼痛的体位，腰椎前凸消失，有侧移或侧凸。腰痛的患者骨盆不能保持在中立位。

检查时应该从前方、侧方、后方分别观察（图 3-2-1）。

从前面观察，头部直立，鼻与胸骨柄、胸骨、剑突、脐在一条直线上。虽然优势侧肩部和锁骨可能比对侧稍低，但双侧应该平行、对称。双侧髂前上棘应平行，髌骨朝向正前方，双下肢伸直，不能有膝外翻或者膝内翻。内踝、外踝分别平行；双足内侧的纵向足弓明显，双侧对称。双上肢与躯干的距离应相等，处于同等内旋或外旋位。还要注意胸骨、肋骨、肩胛骨及肋弓是否有突出或者下陷。

从侧面观察，耳郭、肩峰、髂嵴的最高点在一条直线上。注意每个脊柱节段是否存在正常的曲度（图 3-2-2），骨盆是否处于中立位（图 3-2-3）。如果骨盆保持中立位，髂前上棘会比髂后上棘低一些。还应观察膝关节是直立、屈曲还是过伸。

　　从后面观察，注意双肩的高度、脊柱两侧与肩胛骨的角度、畸形（比如翼状肩胛），还要注意有无脊柱侧凸、腰肌是否对称、竖脊肌是否有张力增高的现象。如果是椎间盘突出引起的脊柱侧凸，椎间盘突出常位于凸侧。然后观察髂后上棘是否平行，髂后上棘与髂前上棘的高低关系，同时观察患者能否保持骨盆在中立位。臀沟应该和膝关节平行，跟腱和足跟应该在一条直线上（图3-2-4）。

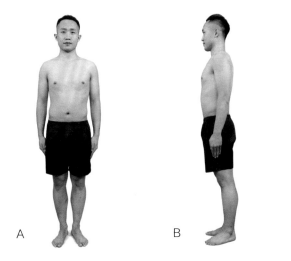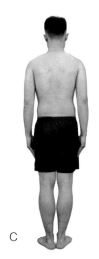

图3-2-1　观察患者站姿

A.前面观；B.侧面观；C.后面观

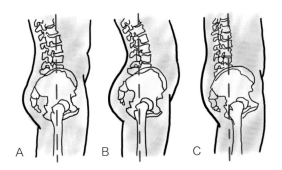

图3-2-2　观察患者腰椎曲度变化

A.正常；B.前凸；C.后凸

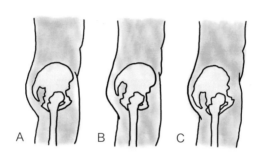

图 3-2-3　观察患者骨盆位置变化

A. 正常；B. 前倾；C. 后倾

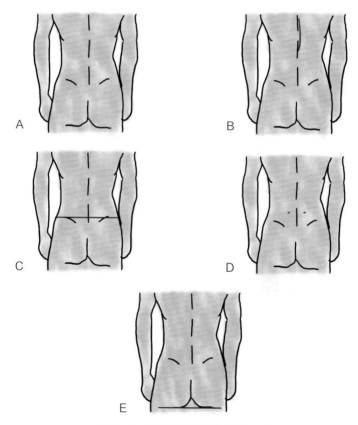

图 3-2-4　观察患者站姿（后面观）

A. 整体；B. 脊柱；C. 髂后上棘；D. 腰窝；E. 臀沟

二、触诊

1. 腰方肌定位和触诊

腰方肌位于腹后壁的深层，在竖脊肌和两层筋膜之间，对腰椎的稳定起重要作用。该肌起于髂嵴内侧半，外侧部肌纤维向上附着于第 12 肋下缘的内侧半，内侧部肌纤维向内上分别通过 4 个小肌腱连接于第 1 ~ 4 腰椎的横突尖（图 3-2-5）。

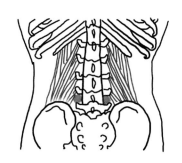

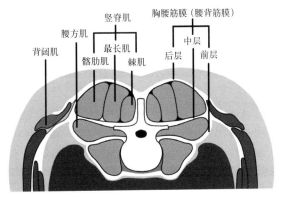

图 3-2-5 腰方肌的位置

临床触诊方法：患者取俯卧位，保持身体放松，检查者站于健侧，触诊手置于髂嵴后外侧的上方（腰段竖脊肌侧缘旁），这是定位腰方肌的关键区域。为确定腰方肌的位置，可以让骨盆向患侧抬高，感受腰方肌的收缩。需要注意的是，我们只能触摸到竖脊肌外侧的腰方肌部分，而竖脊肌深面的腰方肌很难被触及，因为竖脊肌很厚实（图 3-2-6）。

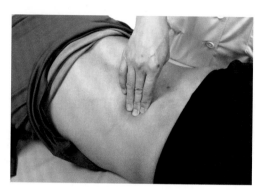

图 3-2-6　腰方肌触诊

　　临床上不建议让患者侧屈或伸展脊柱来触诊腰方肌，因为骨盆的上抬比侧屈更容易，并且当侧屈或伸展脊柱时竖脊肌也会收缩，因此我们不能确定是否是腰方肌（图 3-2-7）。

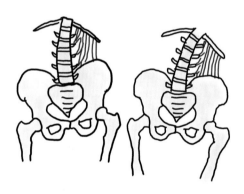

图 3-2-7　骨盆上抬和腰椎侧屈

2. 竖脊肌定位和触诊

　　竖脊肌是由棘肌、最长肌、髂肋肌三部分组成，位于脊柱两侧（图 3-2-8）。

　　临床触诊方法：患者取俯卧位，检查者将手指放在腰椎区域脊柱两侧的肌肉上，并轻轻按压。嘱患者抬头并转向另一侧，抬头时竖脊肌会收缩，所以头部的运动也会对腰椎产生影响（图 3-2-9）。

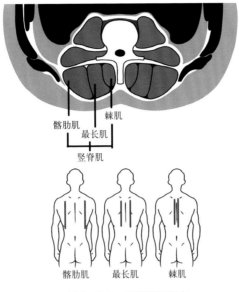

图 3-2-8　竖脊肌的组成

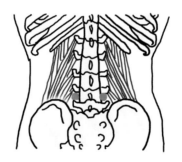

图 3-2-9　竖脊肌按压位置

3. 肌筋膜扳机点与疼痛区域

（1）髂腰肌（图 3-2-10）。

1）扳机点位置。

扳机点 1：位于股三角外侧缘。

扳机点 2：位于髂前上棘水平的髂筋膜。

扳机点3：位于腹直肌外侧，脐下位置。

2）牵涉痛：主要在腰椎同侧，沿脊柱下行至骶髂关节、臀的中上部、腹股沟和大腿前内侧。

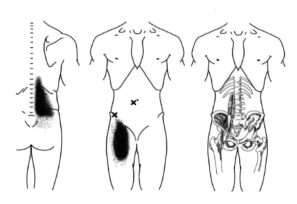

图 3-2-10　髂腰肌疼痛区域

（2）腹直肌（图 3-2-11）。

1）扳机点位置：腹直肌扳机点位于肋软骨附着点的下方、耻骨附着点的上方、McBurney（麦氏点）、肚脐下靠近腹直肌中线处和锥状肌。

2）牵涉痛：放射至躯干背部，通常跨过身体中线，腹部同侧和背部同侧都会感觉到疼痛。

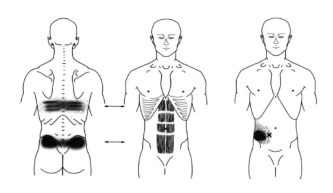

图 3-2-11　腹直肌疼痛区域

（3）腰方肌（图3-2-12）。

1）扳机点位置：为便于触诊扳机点，可嘱患者取健侧卧位，并用折叠的毛巾垫在腰下，使脊柱侧凸。患侧手臂上举外展，且患侧下肢部分屈曲，可得到理想的侧凸状态。

浅层扳机点：位于腰方肌外侧区域，第12肋下方或髂嵴上方。

深层扳机点：髂嵴上方，第4腰椎和第5腰椎横突间；第3腰椎横突尖，肌肉的内侧区域。

2）牵涉痛。

头侧浅层扳机点：沿着髂嵴分布，有时放射至腹股沟和侧下腹区域。

尾侧浅层扳机点：环绕股骨大转子，部分放射至大腿外侧。

头侧深层扳机点：围绕骶髂关节区域。

尾侧深层扳机点：臀部尾端。

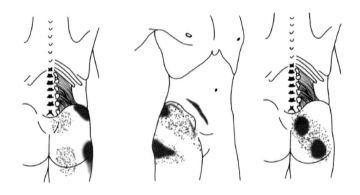

图3-2-12 腰方肌疼痛区域

（4）竖脊肌（图3-2-13）。

1）扳机点位置：扳机点分布于整个竖脊肌，当竖脊肌扳机点活动时，同水平的棘突可能是高度敏感的，这有助于寻找扳机点。

2）牵涉痛。

颈髂肋肌扳机点（胸中间区域）：向上到肩和侧胸壁。

颈髂肋肌扳机点（胸下部区域）：向上到肩胛骨，向前到上腹部和腰椎。

颈髂肋肌扳机点（腰部）：向下到臀中区域。

最长肌扳机点：臀部和骶髂关节区。

棘肌扳机点：扳机点周围。

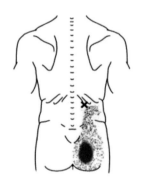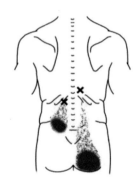

图 3-2-13　竖脊肌疼痛区域

（5）背阔肌（图3-2-14）。

1）扳机点位置：腋后襞下方，肩胛骨外侧缘中部附近。

2）牵涉痛：①肩胛下角及周围区域；②肩部后方；③上臂和前臂的后内方，包括第4指、第5指。

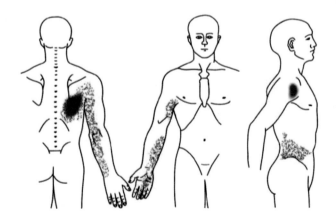

图 3-2-14　背阔肌疼痛区域

三、动诊与量诊

1. 主动运动

主动运动检查时，应观察患者活动是否自如，是否有髋关节和胸椎的代偿运动。如有关节活动受限，分析可能存在的原因，例如疼痛、痉挛、僵硬或功能障碍。

正常腰椎的活动度及测量方法见表 3-2-1。除了量角器测量法（图 3-2-15A），腰椎屈曲活动度还可以采用距离差测量法和肖伯试验。距离差测量法（图 3-2-15B）是指测量直立位与屈曲位时 T12 ~ S1 之间的距离差，参考值范围 10 cm。肖伯试验（图 3-2-15C）取双侧髂后上棘的中点，在其下 5 cm 和其上 10 cm 各标记一点，测量直立位和屈曲位时两点之间的距离，两次测量之差可反映腰椎的前屈角度。

表 3-2-1　腰椎活动度测量

量角器测量法	固定臂	轴心	移动臂
屈曲（0° ~ 80°）（图 3-2-15A）	通过第 5 腰椎棘突的垂直线	第 5 腰椎棘突	第 7 颈椎棘突与第 5 腰椎棘突连线的平行线
伸展（0° ~ 30°）（图 3-2-16）	通过第 5 腰椎棘突的垂直线	第 5 腰椎棘突	第 7 颈椎棘突与第 5 腰椎棘突连线的平行线
侧屈（0° ~ 35°）（图 3-2-17）	髂嵴连线中点的垂直线	第 5 腰椎棘突	第 7 颈椎棘突与第 5 腰椎棘突连线
旋转（0° ~ 45°）（图 3-2-18）	髂嵴连线的平行线	头顶中点	双侧肩峰连线的平行线

通常采用站立位或坐位进行主动运动关节活动度检查。腰椎活动度检查时应注意固定骨盆，防止骨盆向检查方向外的其他方向产生代偿运动。坐位时骨盆相对稳定，故采用坐位评估更准确。

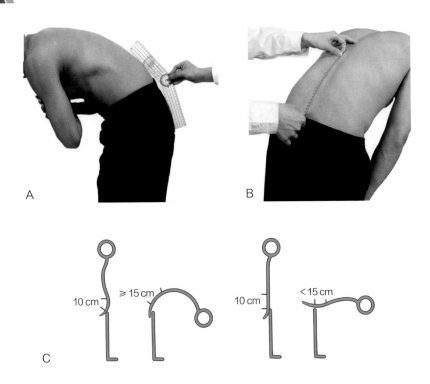

图 3-2-15　腰椎活动度测量

A.量角器测量法；B.距离差测量法；C.肖伯试验

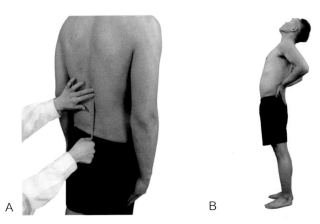

图 3-2-16　腰椎伸展

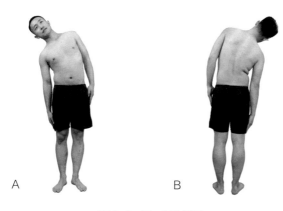

图 3-2-17 腰椎侧屈

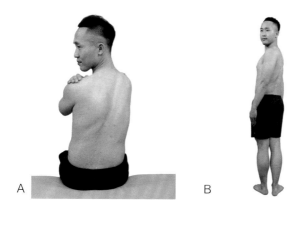

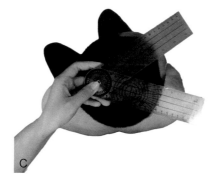

图 3-2-18 腰椎旋转

除以上主动运动之外，还可以进行组合运动来确定有无腰椎疾病或损伤（图3-2-19）。例如小关节突综合征的患者，做伸展和旋转组合动作会引起症状加重。

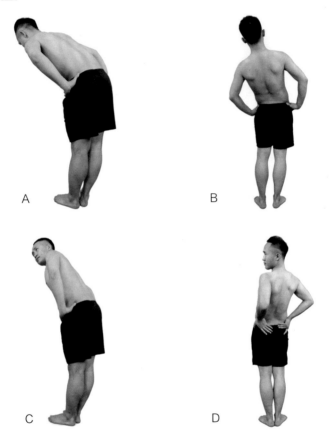

图3-2-19　组合运动

A. 屈曲结合侧屈；B. 伸展结合侧屈；C. 旋转结合屈曲；D. 旋转结合伸展

2.被动运动

如果患者无法进行全范围主动运动检查，则由检查者徒手检查腰椎活动度。

3.等长抗阻运动（图3-2-20）

患者取端坐位，保持腰椎中立位，肌肉对抗检查者施加的阻力。检查者进行屈曲、伸展、侧屈、旋转动作的检查时，患者无须产生明显活动，具有运动趋势即可。产生疼痛的动作最后检查。

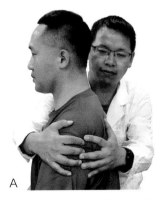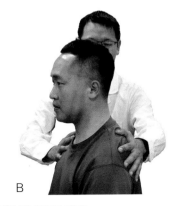

图 3-2-20　腰椎等长抗阻运动检查

A.屈曲、伸展和侧屈；B.向左旋转

4.邻近关节检查

在完成腰椎等长抗阻测试后，如果不能排除邻近关节是否与患者主诉的症状有关，就必须对邻近关节及其结构进行筛查，如：骶髂关节、髋关节、膝关节、踝关节、足部。

（1）骶髂关节（图 3-2-21）。

患者取站立位，检查者将一只手拇指放在患者一侧的髂后上棘上，另一只手拇指放在其中一个骶骨棘突上，然后患者将一侧髋关节最大限度屈曲。观察髂后上棘是否下降，如果升高，则提示此侧骶髂关节是卡住的；然后在另一侧重复此动作，并进行比较。

检查者将一只手拇指放在患者一侧的坐骨结节，另一只手拇指放在骶骨尖，让患者屈曲一侧的髋关节，如果此动作正常完成，则拇指会向外侧移动，若骶髂关节卡住，拇指会上移。另一侧重复此动作，并进行比较。

（2）髋关节、膝关节、踝关节。

髋关节可做屈曲、伸展、内收、外展、内旋、外旋等动作；膝关节可做屈曲、伸展动作；踝关节可做背屈、跖屈、内翻、外翻等动作；任何方向的运动受限或者疼痛均应引起注意。

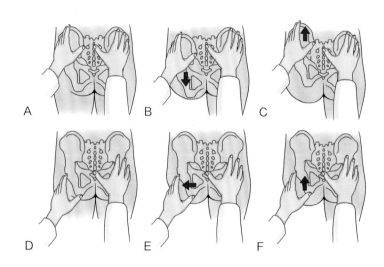

图 3-2-21　左侧骶髂固定测试

A.检查者将左手拇指放在髂后上棘上，将右手拇指放在其中一个骶骨棘突上；B.运动正常，检查者的左手拇指向下移动，患者抬起左腿，髋关节完全屈曲；C.如果关节固定，当患者抬起左腿时，检查者的左手拇指向上移动；D.检查者将左手拇指放在坐骨结节上，右手拇指放在骶骨的顶端上；E.运动正常，患者抬起左腿并充分屈曲髋关节时，检查者的左手拇指向外侧移动；F.如果关节固定，当患者抬起左腿时，检查者的左手拇指会稍微向上移动

5.肌节检查

检查者在完成邻近关节的筛查后，为确定可能存在的神经病变，需要进一步对相关肌节进行检查（表3-2-2）。患者取仰卧位或俯卧位进行肌节的评估（图3-2-22）。为方便进行对比，应尽量测量双侧肢体肌力，从而确定损伤的神经根。

表3-2-2　肌节检查

神经根	测试动作	肌肉
L2	髋关节屈曲	腰大肌、髂肌
L3	膝关节伸展	股四头肌
L4	踝关节背伸	胫前肌

续表

神经根	测试动作	肌肉
L5	趾伸展	趾长伸肌
S1	踝关节跖屈	小腿三头肌

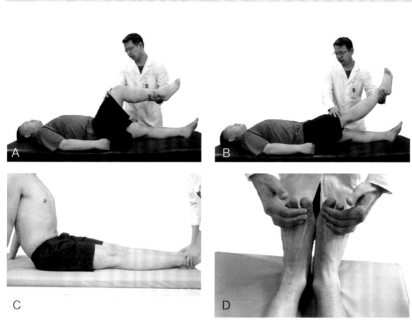

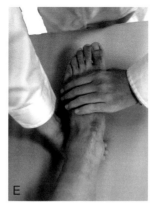

图 3-2-22　肌节评估

A.髋关节屈曲；B.膝关节伸展；C.踝关节背伸；D.趾伸展；E.踝关节跖屈

第三节　特殊试验

特殊试验几乎涵盖了身体所有部位，每一个试验都针对特定的病损，在一些部位的检查中，特殊试验甚至被视为诊断疾病的"金标准"。特殊试验的阳性结果通常代表着相应结构的异常，因此可以将其当作一个工具，帮助我们进行判断、筛查。

一、神经功能障碍测试

1.巴宾斯基征（图 3-3-1）

患者取仰卧位，双下肢伸直，全身放松。检查者用手握住患者踝关节，另用钝物自足底外侧缘由跟部向前轻划皮肤，至小趾根部隆起处再转向内侧，直至踇趾附近。若出现踇趾背屈，其余各趾呈扇形散开，即为巴宾斯基征阳性。

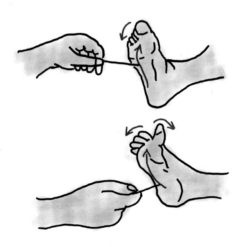

图 3-3-1　巴宾斯基征

2.布鲁津斯基征（图 3-3-2）

患者取仰卧位，双下肢自然伸直，检查者一只手托起患者枕部，另一只手置于患者胸前，使颈部前屈，若双侧膝关节和髋关节反射性屈曲，则为阳性。

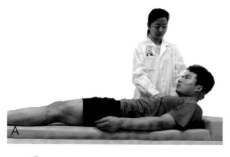

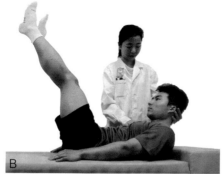

图 3-3-2　布鲁津斯基征

A. 仰卧屈颈；B. 仰卧抬腿

3. 股神经牵拉试验（图 3-3-3）

　　患者取健侧卧位，健侧髋关节、膝关节微屈，保持脊柱伸直，头微屈，检查者握住患者的患肢，伸直膝关节的同时后伸髋关节约 15°，然后屈曲患侧膝关节，若疼痛则为阳性。

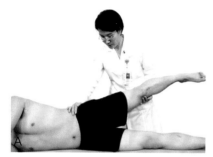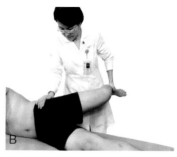

图 3-3-3　股神经牵拉试验

A. 伸髋伸膝；B. 屈膝

4. 俯卧屈膝测试（图 3-3-4，图 3-3-5）

患者取俯卧位，检查者尽可能屈曲患者的膝关节，使其足跟碰到臀部；检查者必须同时确定患者的髋部没有旋转。若腰部、臀部、大腿前侧出现放射性疼痛则为阳性。

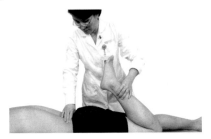

图 3-3-4　基础版俯卧屈膝测试，检查股神经和 L2 ~ L4 神经根

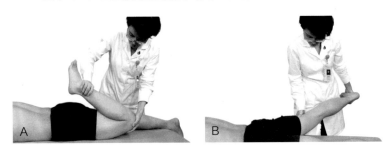

图 3-3-5　改良版俯卧屈膝测试

A. 检查股外侧皮神经；B. 检查隐神经

5. 坍塌试验（slump 试验）

slump 试验（图 3-3-6）是一种神经张力测试，常用于检测改变的神经动力学或神经组织敏感性。slump 试验最大限度地拉伸脊柱的神经结构，使患者出现病理性神经症状，如放射性疼痛、麻木或下肢灼伤感。

受试者坐在床边，双手放在背后保持头部直立，屈曲腰椎和胸椎。检查者一只手放在受试者肩上，嘱受试者将下颌尽量贴近胸部，检查者用手在受试者的颈部施加压力。同时要求受试者主动伸展患侧膝关节，在保持这个姿势的同时增加踝关节的被动背屈。在整个测试过程中，受试者在任何一个阶段下肢疼痛症状加重，则为阳性。slump 试验阳性可作为椎间盘突出或神经路线卡压的指征。slump 试验的敏感性为 84%，特异性为 83%。

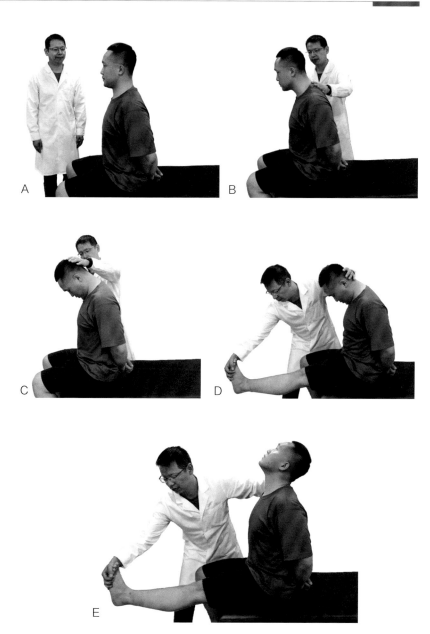

图 3-3-6 坍塌试验

6. 直腿抬高测试（图 3-3-7）

患者取仰卧位，双下肢放松，膝关节伸直，检查者使患者做屈髋动作，患者如出现腰部或大腿后侧放射性疼痛则为阳性。如果疼痛在腰部，可能是椎间盘病变，往往压迫的是中央；如果疼痛在腿部，往往神经根受压。然后检查者慢慢使下肢向下垂（伸展），直到患者没有疼痛或紧绷。然后嘱患者屈曲颈部使下巴贴近胸部，或者检查者背屈患者的踝关节，或者同时做这两种动作。这两种动作都被认为是对神经组织的加强测试。

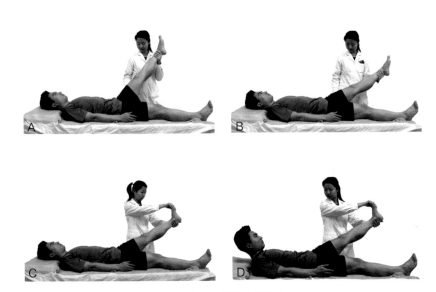

图 3-3-7　直腿抬高测试

A. 下肢呈放射性疼痛；B. 下肢部慢慢降低，直到疼痛得到缓解；C. 检查者背屈患者踝关节，症状加重，这表明测试呈阳性；D. 为了使症状更明显，可以在踝背屈的同时抬起头来

二、肌肉紧张度测试

1. 髋关节屈曲测试（图 3-3-8）

髋关节屈曲测试用于评估髋关节屈曲髂腰肌挛缩。患者取仰卧位，检查者检查患者是否存在过度脊柱前凸，其常常与髋屈肌紧张伴随存在。患者屈

曲一侧髋关节至紧贴胸部，使得腰椎变平且骨盆中立。患者保持屈髋贴胸。如果没有屈曲挛缩，则受试髋部仍位于检查床上；如果存在挛缩，则患者的另一侧膝关节抬离床面，肌肉有牵张感。挛缩角度可以测量。如果下肢被压至床上，则患者可呈现腰椎前凸增加。这个结果再次提示试验阳性。当进行该试验时，检查者必须知道受限位于髋关节而非骨盆和腰椎。如果另一条腿屈曲至胸前时，受试下肢没有离开检查床，但是外展，则称为"J"征或敲钟征，提示下肢伸展侧髂胫束紧张。

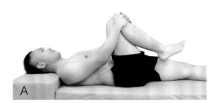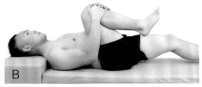

图 3-3-8　髋关节屈曲测试

2. 髂胫束紧张试验（图 3-3-9）

髂胫束紧张试验用于评价阔筋膜张肌（髂胫束）挛缩。患者取侧卧位，屈髋屈膝保持平衡。检查者被动外展患者大腿，膝关节伸直或屈曲90°。如果存在挛缩，下肢仍然保持外展而不会下落至床上。当进行该试验时，轻度伸展髋关节很重要，这样髂胫束自股骨大转子上方通过。为此，检查者保持骨盆稳定，防止骨盆"后移"。Ober 最初描述该试验时膝关节呈屈曲位。然而，伸膝时髂胫束有更大程度的伸展。当屈膝进行该试验时，股神经也有较大张力。如果试验中出现神经体征（例如疼痛、麻木等），检查者应考虑股神经病变。同样地，大转子不适，检查者应考虑到大转子滑囊炎。

3. 腘绳肌紧张测试（图 3-3-10）

患者仰卧屈膝，双侧髋关节屈曲90°，双手平放于身体两侧床面。患者尽可能伸展双侧膝关节。对于正常弹性的腘绳肌而言，膝关节最大伸展角度应该在20°以内。如果腘绳肌紧张，则终末端有肌肉牵张感，神经根症状也可能出现。

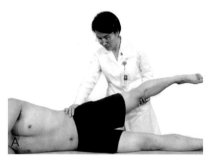
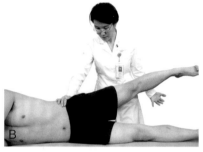
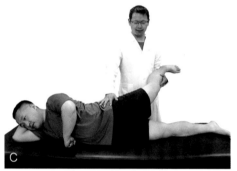

图 3-3-9　髂胫束紧张试验

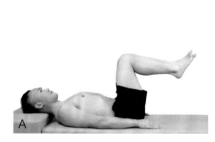
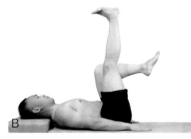

图 3-3-10　腘绳肌紧张测试

4. 股直肌紧张测试（图 3-3-11）

患者取仰卧位，膝关节下垂至检查床的边缘。患者屈曲一侧膝关节至胸前并保持。当对侧膝关节屈曲至胸前时，受试侧膝关节角度应该保持 90°。如果不能（例如膝关节轻度伸展），则很可能存在挛缩。在进行该试验时检查者应触诊肌肉紧张度。如果没有触及肌紧张，则关节活动度受限可能是由于关节结构（例如关节囊）过紧，终末感觉存在差异（肌肉牵拉对抗关节囊）。两侧均应进行测试并对比。

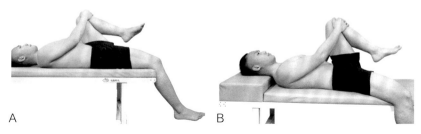

图 3-3-11 股直肌紧张测试

三、反射与皮肤感觉分布

1.深反射

需在患者肌肉和肌腱放松的情况下用叩诊锤来检查（图 3-3-12）。

（1）膝反射（端坐位）：患者坐在椅子上，小腿自然下垂，检查者手持叩诊锤或用手掌内侧边缘快速叩击患者膝盖下方的髌腱，注意观察小腿的反应。正常反射表现为小腿自然伸展，然后迅速恢复到原来的位置。膝反射减弱或亢进的患者，需进一步检查以便明确病因。

（2）膝反射（仰卧位）：患者取仰卧位，检查者一只手置于患者膝下，使患者膝关节屈曲，另一只手叩击髌腱。正常表现为伸膝动作。

（3）内侧腘绳肌反射：患者取俯卧位，膝关节屈曲，检查者一只手握住患者小腿，另一只手叩击膝关节后方偏内侧的肌腱，正常表现为屈膝动作。

（4）外侧腘绳肌反射：患者取侧卧位，膝关节适当屈曲，检查者一只手握住患者小腿，另一只手叩击膝关节后方偏外侧的肌腱，正常表现为屈膝动作。

（5）跟腱反射（端坐位）：患者取坐位，大腿适当外展外旋，膝关节屈曲，检查者一只手托在患者脚下，轻轻上拉使足背屈，另一只手持叩诊锤叩击跟腱。

（6）跟腱反射（俯卧位）：患者取俯卧位，膝关节屈曲，检查者一只手托在患者脚下，使足背屈，另一只手持叩诊锤叩击跟腱。

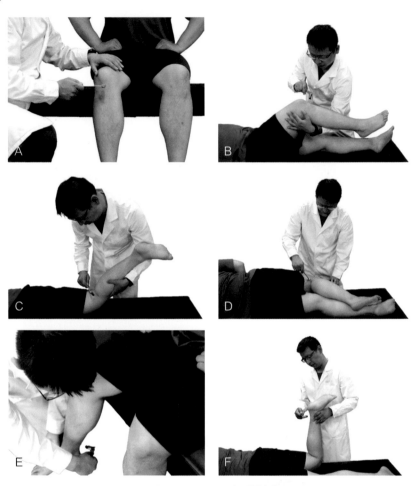

图 3-3-12　深肌腱反射检查

A. 膝反射（端坐位）；B. 膝反射（仰卧位）；C. 内侧腘绳肌反射（俯卧位）；D. 外侧腘绳肌反射（侧卧位）；E. 跟腱反射（端坐位）；F. 跟腱反射（俯卧位）

2. 浅反射

（1）提睾反射（图 3-3-13）：患者取仰卧位，检查者用一尖锐物从患者大腿上段内侧由下向上划过。检查侧阴囊上提为阴性。双侧反射减弱或消失提示上运动神经元损伤，单侧反射消失提示 L1 ～ L2 下运动神经元损伤。

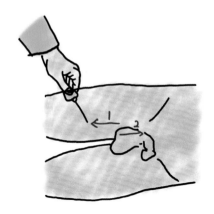

图 3-3-13　提睾反射

（2）腹壁反射（图 3-3-14）：患者取仰卧位屈膝，检查者用尖锐物分别在两侧上、中、下腹部划过。反射消失提示上运动神经元损伤；单侧反射消失提示 T7 ～ L2 下运动神经元损伤，具体节段由神经分布决定。

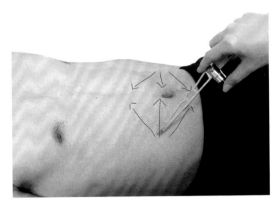

图 3-3-14　腹壁反射

3. 皮肤感觉分布

如果发现神经症状，检查者必须检查神经根的皮肤节段，以及外周神经的感觉分布。检查者可用大头针、棉球或刷子划过患者背部、腹部、下肢等部位。如发现双侧存在差异，记录下来，找到对应的感觉损伤分布点（图3-3-15）。

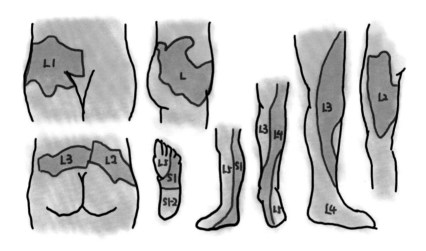

图 3-3-15　感觉神经支配对应位置

第四节　功能评估

腰椎位于身体的中段，上连颈椎和胸椎，下接骶椎。脊柱是整个运动系统最主要的组成部分，承受躯干的部分重量。在日常生活中，腰椎的参与不可或缺。腰椎损伤的患者，其运动存在不同程度的限制，可以通过功能评估来了解。此外，量表检查在临床中非常常用，是患者主观表述功能情况的方式，可作为功能评估的辅助手段。

一、腰腹肌肉耐力测试

1.动态腹部肌群耐力测试

患者取仰卧位，髋关节屈曲45°，膝关节屈曲90°，双手放在颈后、胸前或身体两侧。嘱患者上半身抬离床面，屈曲躯干，目视下肢，在终末端保持不动，记录体位及维持的时间以评判测量结果（图3-4-1）。

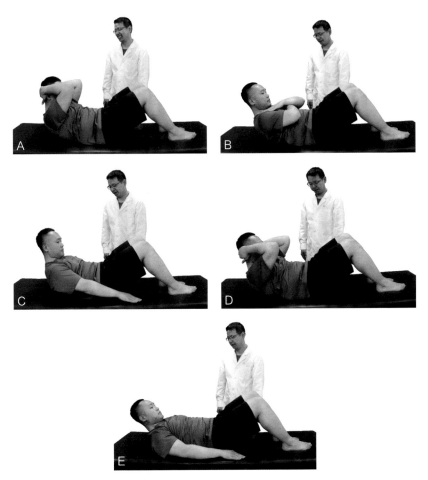

图 3-4-1　动态腹部肌群耐力测试

A. 正常（5）= 双手放在颈部后侧，直到肩关节抬离床面（停留 20 ~ 30 秒）；B. 好（4）= 手臂交叉放于胸前，直到肩膀抬离床面（停留 15 ~ 20 秒）；C. 普通（3）= 手臂平放于身体两侧，直到肩膀抬离床面（停留 10 ~ 15 秒）；D. 差（2）= 双手放在头后，直到肩膀的最顶端离开床面（停留 1 ~ 10 秒）；E. 微量（1）= 手臂平放于身体两侧，只能把头抬离床面，身体与肩膀无法抬起

2. 动态伸肌肌耐力测试（图 3-4-2，图 3-4-3）

本测试用于测试竖脊肌和多裂肌的肌力。方法一：患者取俯卧位，髋关

节和髂前上棘置于床沿，用带子固定骨盆；开始时，患者双手抱胸，保持脊柱平直，指导患者腰椎后伸至最大限度，以每分钟25次的频率去重复（直到出现憋气或代偿），记录次数。方法二：患者俯卧，双手放于身体两侧或抱头，嘱患者将胸部抬离床面。依据姿势与停留时间评估伸肌力量。

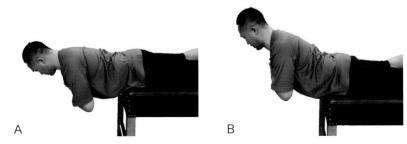

图 3-4-2　动态伸肌肌耐力测试（方法一）

A. 起始位置；B. 结束位置

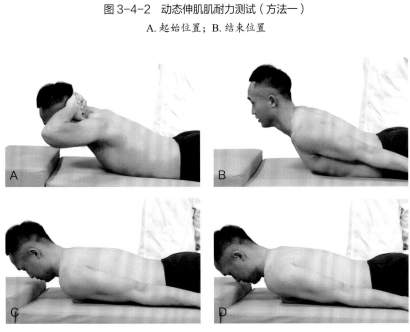

图 3-4-3　动态伸肌肌耐力测试（方法二）

A. 正常（5）= 双手交握放在头部后侧并后伸腰椎，把头、胸、肋骨抬离床面（停留20 ~ 30秒）；B. 好（4）= 双手放于身体两侧并后伸腰椎，把头、胸、肋骨抬离床面（停留15 ~ 20秒）；C. 普通（3）= 双手放于身体两侧并后伸腰椎，把胸骨抬离床面（停留10 ~ 15秒）；D. 差（2）= 双手放于身体两侧并后伸腰椎，把头抬离床面（停留1 ~ 10秒）

3. 动态水平侧支撑（侧桥）测试（图 3-4-4）

本测试用于测试腰方肌的肌力。患者取侧卧位，一侧肘部支撑上身，膝关节屈曲 90°。要求患者把骨盆抬离床面并后伸脊柱。测试时患者不可有向前屈或向后仰的动作出现。对于年轻患者，可以把膝关节伸直，以足为支点用腰侧力量把膝关节和骨盆抬离床面，使身体呈一条直线。

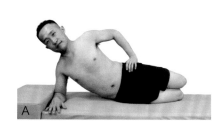
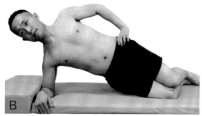

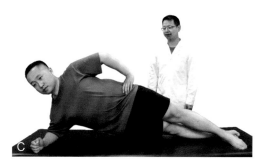

图 3-4-4 动态水平侧支撑测试

A. 起始位置；B. 用膝关节作为支撑抬起骨盆；C. 用足部作为支撑抬起骨盆

4. 腹内斜肌和腹外斜肌测试（图 3-4-5）

该测试用于测试同侧腹内斜肌和对侧腹外斜肌的肌力。患者取仰卧位，双手放在身体两侧。要求患者抬起头并抬起一侧肩膀，把同侧手伸向对侧并碰到指尖。记录次数。其他部位放松，保持正常呼吸。也可通过双臂在胸前交叉，把手放在对侧肩膀上，用肘部去够刚刚手放置的位置来增加动作难度。再次增加难度，可选择双手抱头，然后完成上面动作。

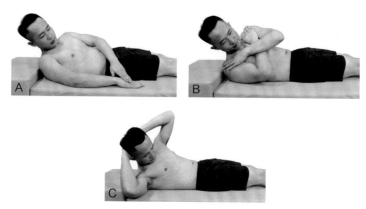

图 3-4-5　腹内斜肌和腹外斜肌测试

A.基本方法，手在一侧；B.双手搭在对侧肩部；C.双手放在头后

5.背部旋转肌群和多裂肌测试（图 3-4-6）

本测试用于测试背部肌群和多裂肌动态稳定躯干的能力。患者取四点跪位，保持骨盆中立位，正常呼吸，患者按照要求完成以下动作。

（1）抬起一侧上肢并保持。

（2）抬起一侧下肢并保持。

（3）抬起一侧上肢和对侧下肢并保持。

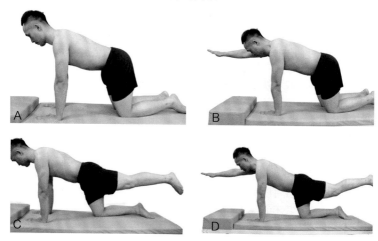

图 3-4-6　背部旋转肌群和多裂肌测试

A.起始位置；B.单侧上肢抬起；C.单侧下肢抬起；D.一侧上肢和对侧下肢抬起

二、功能评估量表

腰椎损伤会造成不同程度的功能障碍。常见的量化评价表有 Oswestry 功能障碍评价表（ODI 评分，表 3-4-1）和腰椎 JOA 评分（表 3-4-2）。

ODI 评分主要侧重于评估个人生活、睡眠等情况受影响的程度。每个问题 6 个选项，每个问题的最高得分为 5 分，选择第 1 个选项得分为 0 分，依次选择，最后一个选项得分为 5 分，如果有 10 个问题都做了问答，记分方法是：实际得分 /50（最高可能得分）×100% = 最终得分。分数越高表明功能障碍越严重。

表 3-4-1 Oswestry 功能障碍评价表

疼痛程度	0	我目前没有任何疼痛
	1	目前的疼痛非常轻微
	2	中等疼痛
	3	比较疼痛
	4	刮裂一样的疼痛
	5	难以想象的疼痛
生活自理情况	0	我可以照顾自己，不会有额外的疼痛
	1	我可以照顾自己，但是会引起不适
	2	自理时会引起不适，所以我要非常慢和小心
	3	我需要一些帮助
	4	日常生活我需要帮助
	5	我无法自己穿衣，我洗漱非常困难，我只能待在床上
持物	0	我可以举起非常重的东西并且不会引起疼痛
	1	我可以举起重物但是会引发额外的疼痛
	2	疼痛阻止我从地板上举起重物，但是如果方便的话我还是可以拾起一些物件，比如从桌子上
	3	我无法举起重物，但我可以举起较轻的物体并且将它们放置在方便的位置上
	4	我可以举起很轻的物品
	5	我不能举起任何物品

续表

行走	0	行走时没有任何疼痛
	1	行走超过 1000 m 时感觉疼痛
	2	行走超过 500 m 时感觉疼痛
	3	行走超过 100 m 时感觉疼痛
	4	行走时需要手杖或扶拐
	5	只能卧床以及使用便盆
坐	0	我可以坐任何我想坐的椅子
	1	只要椅子高度合适，我可以想坐多久坐多久
	2	坐下超过 1 小时就会感觉疼痛
	3	坐下超过半小时就会感觉疼痛
	4	坐下超过 10 分钟就会感觉疼痛
	5	无法坐下
站立	0	我可以站立很长时间并且不会有不适
	1	我可以站立很长时间但是会有不适
	2	无法站立超过 1 小时
	3	无法站立超过半小时
	4	无法站立超过 10 分钟
	5	无法站立
睡眠	0	没有疼痛困扰的良好睡眠
	1	睡眠时偶尔会感觉疼痛
	2	只有少于 6 小时的睡眠
	3	只有少于 4 小时的睡眠
	4	只有少于 2 小时的睡眠
	5	无法入睡
性生活	0	性生活很好，没有疼痛困扰
	1	性生活正常但会有不适
	2	性生活正常但感觉很痛
	3	由于疼痛性生活无法连续
	4	由于疼痛性生活几乎没有
	5	根本没有性生活

社交活动	0	社交活动正常，没有感觉任何不适
	1	社交活动正常，但是会增加疼痛的程度
	2	疼痛不会明显影响我的一般社交活动，但会限制特殊的兴趣爱好，比如运动
	3	疼痛限制了我的社交活动，我不经常出去
	4	疼痛限制了我的社交活动，我只能待在家里
	5	由于疼痛我没有任何社交活动
旅游	0	我可以到任何地方旅游
	1	我可以旅游但是会有不适
	2	我只能到少于 2 小时路程的地方旅游
	3	我只能到少于 1 小时路程的地方旅游
	4	我只能到少于半小时路程的地方旅游
	5	除非我得到治疗否则没有办法去旅游

JOA 评分侧重于评估患者的主要症状、临床体征、日常生活活动和膀胱功能。JOA 最高评分为 29 分，最低为 0 分，得分越低说明症状越重、功能障碍越明显。

表 3-4-2 腰椎 JOA 评分

1.主要症状（9分）	评分	
A. 下腰背痛		
a. 无任何疼痛	3	
b. 偶尔轻微疼痛	2	
c. 频发的轻微疼痛或偶发严重疼痛	1	
d. 频发或持续的严重疼痛	0	
B. 腿痛兼 / 或麻刺痛		
a. 无任何疼痛	3	
b. 偶尔的轻微疼痛	2	
c. 偶尔的轻微疼痛或偶发严重疼痛	1	
d. 频发或持续的严重疼痛	0	

续表

C.步态		
a. 正常	3	
b. 即使感到肌肉无力，也可步行超过 500 m	2	
c. 步行小于 500 m，即出现腿痛，刺痛，无力	1	
d. 步行小于 100 m，即出现腿痛，刺痛，无力	0	
2. 临床体征（6 分）		
A. 直腿抬高试验（包括加强试验）		
a. 正常	2	
b. 30° ~ 70°	1	
c. < 30°	0	
B. 感觉障碍		
a. 无	2	
b. 轻度障碍	1	
c. 明显障碍	0	
C. 运动障碍		
a. 正常（肌力 5 级）	2	
b. 轻度无力（肌力 4 级）	1	
c. 明显无力（肌力 0 ~ 3 级）	0	
3. 日常生活活动（ADL）（14 分）		
A. 平卧翻身		
a. 正常	2	
b. 轻度受限	1	
c. 明显受限	0	
B. 站立（大约 1 小时）		
a. 正常	2	
b. 轻度受限	1	
c. 明显受限	0	
C. 洗漱		
a. 正常	2	
b. 轻度受限	1	
c. 明显受限	0	

续表

D. 前屈		
a. 正常	2	
b. 轻度受限	1	
c. 明显受限	0	
E. 坐位		
a. 正常	2	
b. 轻度受限	1	
c. 明显受限	0	
F. 举重物		
a. 正常	2	
b. 轻度受限	1	
c. 明显受限	0	
G. 行走		
a. 正常	2	
b. 轻度受限	1	
c. 明显受限	0	
4. 膀胱功能（-6 ~ 0分）		
a. 正常	0	
b. 轻度受限	-3	
c. 明显受限（尿潴留、尿失禁）	-6	
总分：		

注：满分 29 分。<10 分，差；10 ~ 15 分，中度；16 ~ 24 分，良好；25 ~ 29 分，优。
治疗改善率 =［（治疗后评分－治疗前评分）÷（满分 29－治疗前评分）］×100%；
≥75%，优；50% ~ 74%，良；25% ~ 49%，中；0 ~ 24%，差。

第五节　回归运动前评估

康复的目标是让患者在结构与功能上能够恢复到受伤前水平。腰椎在维持身体稳定、支撑身体直立、负重等方面具有极其重要的作用。因此，在真正回归训练前需要进行仔细评估，确定是否达到相应标准，避免出现二次损伤。

（1）疼痛消失。

（2）腰部肌肉肿胀消除，腰背部肌肉僵硬消失。

（3）关节活动度：可以满足全关节范围活动，无明显异常。

（4）功能性动作筛查（FMS）：躯干稳定俯卧撑测试、躯干旋转稳定性测试均达到 3 分。

（5）动态腹部肌群耐力测试、动态伸肌肌耐力测试维持 15 秒以上。

（6）运动后无疼痛、肿胀，神经根刺激症状消失。

（7）日常生活或训练中腰部活动时无恐惧心理。

第四章
髋关节损伤的康复评估

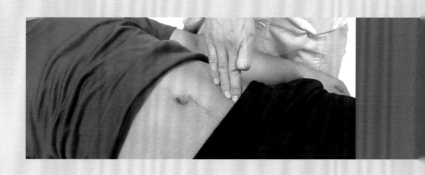

    髋关节是人体重要的杵臼关节之一，起到承上启下的作用，不仅支撑体重、传导力量，还可控制下肢运动。髋关节损伤发生率较高，常导致运动功能障碍、日常生活能力下降。本章节将从 5 个方面介绍如何评估髋关节损伤或疾病，为诊疗提供依据与方向。

第一节　采集病史

采集病史是髋关节诊疗的第一步，了解患者的基本情况、受伤原因、既往史对于临床工作者快速、准确诊断疾病具有重大意义。

一、性别、年龄

关节活动度会随着年龄的增长减小。年龄增大、女性是大转子疼痛综合征的 2 个危险因素。此外，女性更容易发生应力性骨折。

二、有无外伤史

如果有明确的外伤史，患者可能产生髋臼盂唇损伤、臀部肌肉损伤、关节炎等问题。若髋关节外侧受到撞击可能导致大转子滑囊炎；若膝关节落地或撞击到膝关节，从而使髋关节震动，可能导致髋关节半脱位、髋关节盂唇撕裂；若患者参与重复性负荷活动，可能导致股骨应力性骨折、大转子疼痛综合征、肌肉损伤。依据不同损伤机制通常可以鉴别并诊断问题。

三、髋关节有无明确的疼痛位置

髋关节的不同疼痛位置代表不同的损伤部位。如腹股沟区域的疼痛多由髋关节囊、滑膜和盂唇疾病引起，常放射至大腿前侧、内侧、外侧，甚至是膝部，可能病因有髋关节撞击综合征、股骨应力性骨折。臀部区域的疼痛可能与骶髂关节病变、腰椎问题相关。髋关节外侧疼痛可能是转子滑囊炎或臀中肌撕裂，好发于存在明显的运动训练史或慢性劳损史的患者。运动性疝早期可能表现为单侧腹股沟钝痛、酸痛，也有可能是锐痛或灼烧痛，并放射至大腿近端、下背部、下腹或会阴部。

四、症状与体征

疼痛通常在什么时候出现？目前疼痛有无改善？运动和休息时疼痛程度是否一样？有无动作可减轻疼痛或加重疼痛？根据患者情况可以判断出髋关节进展现状及病理状态。如在跑步时髋关节过度内收、膝关节外翻时疼痛加重，可能存在转子滑囊炎。活动和负重时疼痛加重，休息后减轻或停止提示可能存在应力性骨折。髋关节屈伸、内外旋时，或长时间运动时疼痛，可能是髋关节撞击综合征，若侧卧时明显加重可能是大转子疼痛综合征。

近期关节僵硬、跛行、弹响等症状有无改善？是否感觉动作受限或不正常？如在梨状肌综合征中，患者坐骨神经可能受压，梨状肌存在压痛，髋关节外展、外旋无力。有时患者僵硬感较迟钝，难以发现，可以通过日常生活中是否跷二郎腿、穿脱袜子是否受限来间接判断。应力性骨折的患者髋关节无法承受重量，易出现镇痛步态。活动时髋关节出现弹响或卡顿，可能是大转子疼痛综合征或盂唇病变。

五、日常生活方式 / 训练情况

患者的日常生活方式是什么？训练情况如何？根据患者的回答判断是持续性姿势还是重复性姿势引发的病变。此外，受伤时间、受伤部位、症状表现、受伤时训练科目以及病假等情况调查对于鉴别诊断有一定帮助。若有髋关节经常处于过度屈伸、内外旋等状态的训练史，患者易出现髋关节撞击综合征。长期进行负重、跑跳训练的患者易出现大转子疼痛综合征。高强度、高频率的田径运动是应力性骨折的主要危险因素。

六、髋关节疾病病史、用药史和（或）手术史

患者是否有髋关节疾病病史、用药史和（或）手术史，如发育障碍（如髋关节发育不良）、全身性疾病、代谢性或炎症性疾病？骨密度低、股骨近端解剖结构异常、使用皮质类固醇、骨软化症均是应力性骨折的危险因素。年轻男性在骨骼发育期间进行高水平运动活动可能导致股骨髋臼形态异常，尤其是凸轮畸形，这会进一步增加髋关节骨性关节炎的风险。

第二节　一般查体

一般查体是髋关节评估过程的第二步。病史通常是患者的主观描述，而查体则是医疗工作者进行客观检查，其结果更具可信性。通常通过视诊、触诊、动诊和量诊进行全面评估。大部分检查需要左右对比，进而判断患者的损伤程度。

一、视诊

1. 步态

观察患者步态有无异常表现。镇痛步态（站立相时间缩短）、木马步态（屈髋肌挛缩）、挺胸凸腹步态（臀大肌无力）、鸭子步态（臀中肌无力）等是常见的异常步态。具体内容见动诊步态评估部分。

2. 姿势

当患者髋关节疼痛时，会通过调整姿势来减轻髋关节的压力。若在站立时发现患者一侧髋关节、膝关节轻微屈曲，说明该侧髋关节和膝关节受累，是常见的保护性姿势。同时为了避免重心落在患侧，患侧会足趾点地。若坐位时患者重心不在正中位置，而是懒散倚靠一侧，提示对侧髋关节可能存在病变，可轻微外展外旋使关节囊松弛，减轻关节囊压力（图4-2-1）。

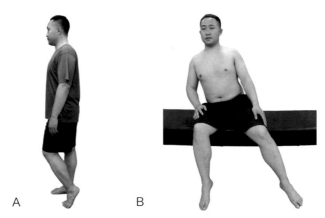

图4-2-1　异常姿势

A.异常站姿；B.异常坐姿

3. 对称性

从正面、侧面和背面分别观察患者双下肢有无明显肌肉萎缩和关节挛缩，体表标志（髂前上棘、髂后上棘、臀沟等）是否处于同一水平，下肢长度是否相等，关节位置是否对称。如果存在创伤性髋关节后脱位，该侧下肢会短缩、内收、内旋，大转子向外突出；髋关节前脱位时，该侧肢体外展并外旋，且由于股三角受压，可能出现发绀或肿胀；转子间骨折时，肢体缩短并外旋。下肢不等长同样提示可能存在脊柱侧弯、髋关节成角畸形、先天性髋关节发育不良等（图4-2-2）。

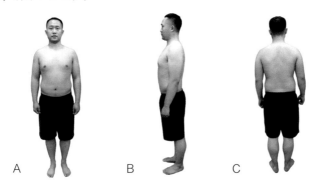

图4-2-2　躯体视诊

A. 正面观；B. 侧面观；C. 背面观

4. 平衡性

可利用单腿站立测试检查平衡功能（图4-2-3）。具体方法为：嘱患者单腿站立，持续30秒，记录测试过程中失去稳定（如双手大范围摆动、身体重心明显晃动、对侧脚落地等）的次数。比较健、患两侧肢体以及睁眼、闭眼状态下的平衡结果，尤其是闭眼状态下不稳，提示平衡功能较差。

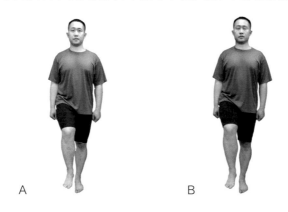

图4-2-3　单腿站立测试

A. 睁眼；B. 闭眼

5. 皮肤

皮肤的颜色和状态是否正常，有无手术瘢痕或窦道。

6. 运动意愿

要求患者做各项髋关节活动，若患者有镇痛步态且不愿意移动，表明髋关节存在疼痛；若髋关节控制难度较大，可能存在髋关节不稳定。

二、触诊

1. 体表标志与疼痛

（1）前部（图4-2-4）：髂前上棘（缝匠肌起点）、髂前下棘（股直肌起点）、耻骨联合、耻骨支、髂腰肌。

1）腹股沟区疼痛：提示腹股沟前侧肌腱炎、盂唇撕裂、股骨头坏死、关节炎。

2）髂前上棘和髂前下棘疼痛：提示撕脱性骨折（缝匠肌和股直肌牵拉引起）。

3）耻骨联合或耻骨支疼痛：提示盆腔炎、髋内收肌和腹直肌劳损。

4）髂腰肌区域疼痛：提示髂腰肌劳损、腰椎前凸角度过大。

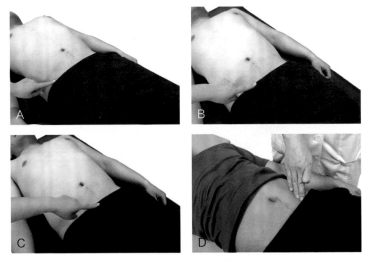

图4-2-4　触诊前部

A.髂前上棘；B.耻骨支；C.耻骨联合；D.髂腰肌

（2）侧部（图4-2-5）：大转子、髂嵴。

髋关节外侧、大转子上方疼痛：提示可能存在大转子滑囊炎、弹响髋、臀肌肌腱病。

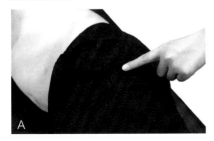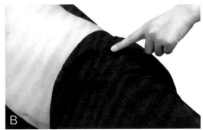

图4-2-5 触诊侧部

A.大转子和转子滑囊；B.髂嵴

（3）后部（图4-2-6）：坐骨结节（腘绳肌起点）、臀部中点（坐骨神经、梨状肌）、骶髂关节、髂嵴、髂后上棘。

1）臀部疼痛：提示腘绳肌肌腱病、坐骨神经受损。

2）骶髂部疼痛：提示腰肌劳损、骶髂关节紊乱、腰椎间盘突出症。

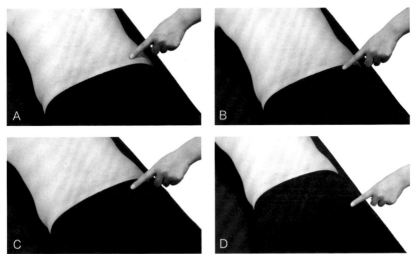

图4-2-6 触诊后部

A.髂嵴；B.髂后上棘；C.骶髂关节；D.坐骨结节

2. 肌筋膜扳机点与疼痛区域

（1）臀大肌。

1）扳机点位置：主要位于臀大肌附着点上。扳机点 1 大致位于臀沟上缘，靠近骶骨；扳机点 2 位于坐骨结节稍上方，扳机点 3 位于臀沟下端。

2）牵涉痛：自骶髂关节开始沿臀沟扩散至大腿根部后方，尤其是骶尾部和髂嵴下外侧区域及臀尖部（图 4-2-7）。

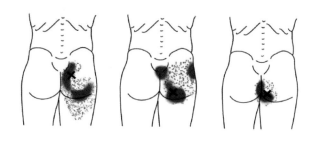

图 4-2-7　臀大肌疼痛区域

（2）臀中肌。

1）扳机点位置：扳机点 1 位于髂嵴下稍靠前的位置，接近髂前上棘；扳机点 2 位于身体侧面和身体背面之间的臀部隆起处，大约在髂嵴中部；扳机点 3 邻近骶骨，靠近髂嵴稍下方和骶髂关节。

2）牵涉痛：下背部、腰骶部、臀部和髋部（图 4-2-8）。

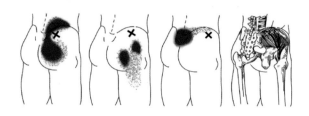

图 4-2-8　臀中肌疼痛区域

（3）梨状肌。

1）扳机点位置：为确定扳机点做一条辅助线，连接大转子近端与髂后上棘和骶尾交界处连线中点，梨状肌上缘大致位于该辅助线上。将上述辅助线分成 3 段，扳机点 1 位于中外 1/3 交界偏外。该辅助线内 1/3 终点处为扳机点 2。

2）牵涉痛：骶髂关节、整个臀部和大腿后 1/3（图 4-2-9）。

3）相关脏器：膀胱、乙状结肠、直肠、子宫、卵巢、前列腺。

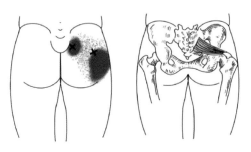

图 4-2-9　梨状肌疼痛区域

（4）阔筋膜张肌。

1）扳机点位置：阔筋膜张肌近 1/3 段前缘。

2）牵涉痛：髋关节、大腿前外侧扩散至膝关节外侧（图 4-2-10）。

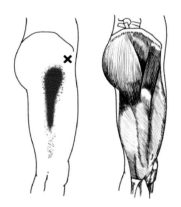

图 4-2-10　阔筋膜张肌疼痛区域

（5）股四头肌。

1）扳机点位置：股四头肌扳机点较多，分布在整个肌腹中，牵涉范围广。

常见的股外侧肌扳机点位于髂胫束前面、膝关节上方；髂胫束后缘与腘绳肌外侧缘之间。股直肌扳机点位于髂前下棘稍下方。股内侧肌扳机点位于大腿中内侧。股中间肌扳机点位置较深，不易定位。

2）牵涉痛：膝部、髋部、大腿前内侧和外侧（图4-2-11）。

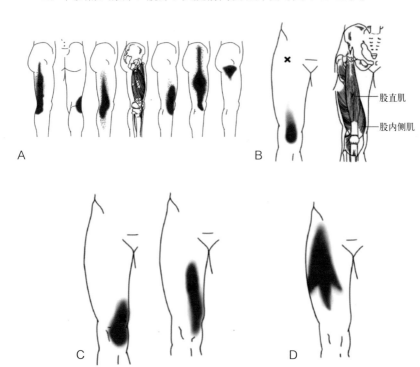

图4-2-11　股四头肌疼痛区域

A.股外侧肌；B.股直肌；C.股内侧肌；D.股中间肌

（6）腘绳肌。

1）扳机点位置：扳机点通常位于腘绳肌外侧（股二头肌）、内侧（半腱肌、半膜肌）肌腹上，在大腿后侧。股二头肌扳机点在大腿后外侧中1/3；半腱肌和半膜肌扳机点位于大腿后内侧中1/3。

2）牵涉痛：臀沟处，大腿后侧，可能放射至大腿内侧、腘窝，甚至小腿后内侧1/2（图4-2-12）。

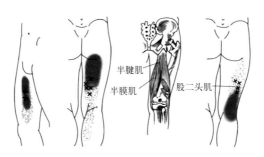

图 4-2-12　腘绳肌疼痛区域

（7）髋内收肌。

1）扳机点位置：长收肌和短收肌扳机点为大腿根部前内侧近 1/2 段；大收肌扳机点在该肌中部，近股骨粗线止点，及坐骨和耻骨的起点附近。

2）牵涉痛：腹股沟、大腿内侧和前侧，常放射至髌骨上方、胫骨边缘，偶尔至小腿（图 4-2-13）。

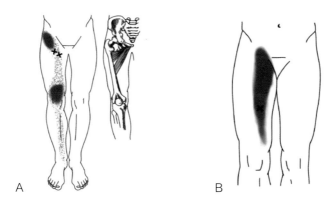

图 4-2-13　髋内收肌疼痛区域

A. 长收肌和短收肌；B. 大收肌

三、动诊

1. 主动运动

主动运动检查时应将引起患者严重疼痛的动作放在最后进行。为了使患者的运动强度保持在最低限度，有些运动在仰卧位进行测试，而有些运动在俯卧位进行测试。观察患者髋关节是否自如稳定地移动，或是出现卡顿，以及是否存在其他关节的合并运动，运动过程中是否出现疼痛。如果出现疼痛，记录疼痛的部位和时机（图4-2-14）。

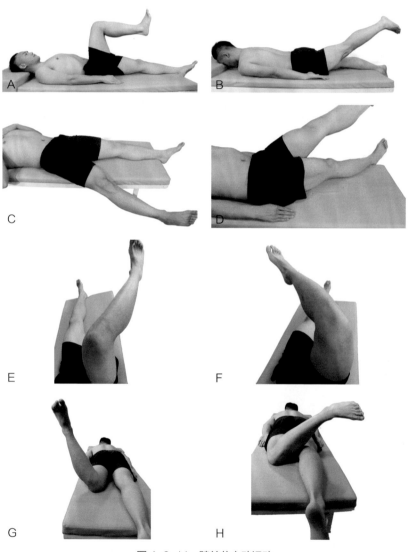

图4-2-14 髋关节主动运动

A.屈曲；B.后伸；C.外展；D.内收；E.仰卧位内旋；F.仰卧位外旋；

G.俯卧位内旋；H.俯卧位外旋

2. 被动运动

如果患者存在髋关节运动范围不足，且在主动运动过程中检查者无法测试患者的关节终末感，则应进行关节被动运动来确定终末感以及被动运动范围。除伸展外，所有运动均可在仰卧位进行测试（图4-2-15）。

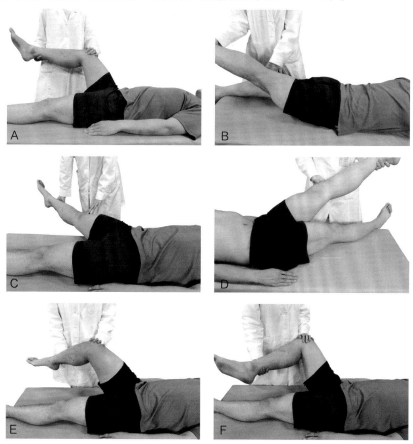

图4-2-15　髋关节被动运动

A. 屈曲；B. 后伸；C. 外展；D. 内收；E. 内旋；F. 外旋

3. 步态评估（图4-2-16）

（1）屈髋肌短缩步态：一侧下肢支撑时，该侧骨盆出现明显前倾，另一侧正常直立，交替行走时表现出上身前后摆动，形如"木马"，故又称木马步态。

表明该侧屈髋肌短缩。

（2）臀大肌无力步态：行走过程中，患者骨盆前移而躯干后倾，双侧肩关节后撤，将重心放在髋部后方，形成挺胸凸腹的姿势，表明臀大肌薄弱或无力。

（3）臀中肌无力步态：一侧腿支撑时，该侧髋关节向外突出，另外一侧骨盆下降，躯干代偿性向支撑侧倾斜，表明该侧臀中肌无力。若双侧臀中肌无力，行走时身体左右摇摆，被称为"鸭步"步态。

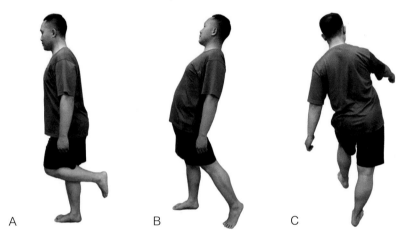

图 4-2-16　异常步态

A.屈髋肌短缩；B.臀大肌无力；C.臀中肌无力

四、量诊

1. 关节活动度评估

记录髋关节主动和被动活动情况，注意双侧对比（图 4-2-17）。通常使用关节量角器测量，固定臂为平行或垂直躯干的直线，移动臂为股骨或胫骨纵轴。记录患者关节活动度评估结果，若关节活动度不及正常范围，表明患者可能存在髋关节挛缩、髋周肌肉短缩的情况。若关节活动过度，提示患者可能存在韧带松弛、髋关节脱位的情况，需要进一步检查。

（1）屈曲：患者仰卧位，屈膝以减少腘绳肌张力限制。正常活动范围 0° ～ 135°。

（2）后伸：患者俯卧位，注意防止骨盆转动。正常活动范围 0°～30°。

（3）外展：患者仰卧位，并固定对侧髂前上棘。正常活动范围 0°～45°。

（4）内收：患者仰卧位，对侧腿可处于外展位。正常活动范围 0°～30°。

（5）外旋：患者坐位，屈髋屈膝 90°。正常活动范围 0°～45°。

（6）内旋：患者坐位，屈髋屈膝 90°。正常活动范围 0°～45°。

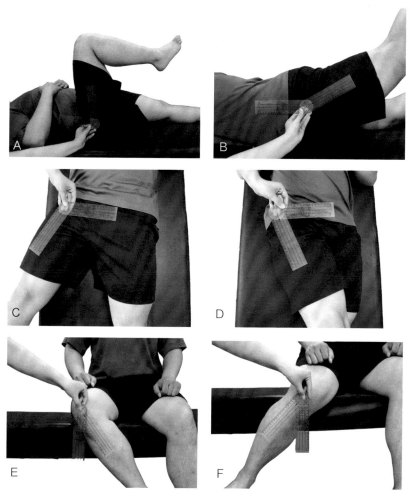

图 4-2-17 髋关节活动度评估

A. 屈曲；B. 后伸；C. 外展；D. 内收；E. 外旋；F. 内旋

2.肌力评估

在髋关节活动方向上，检查者在肢体远端给予相反方向的阻力，嘱患者抵抗检查者的手。评估方法有徒手肌力评估、等速肌力评估、测力计评估等。徒手肌力评估在临床上最为常用。记录患者肌力评估结果。若肌肉力量下降，可能提示患者存在肌肉损伤、神经损伤、髋关节疾病等，需要进一步检查。

（1）屈髋肌群（股四头肌、髂腰肌）（图4-2-18）。

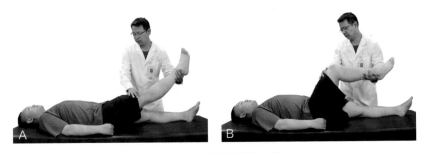

图4-2-18　屈髋肌群肌力测试

A.股四头肌；B.髂腰肌

（2）髋后伸肌群（图4-2-19）。

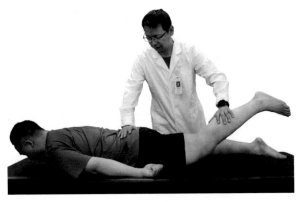

图4-2-19　髋后伸肌群肌力测试

（3）髋内收肌群（股薄肌、长收肌、大收肌）（图4-2-20）。

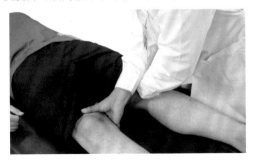

图4-2-20　髋内收肌群肌力测试

（4）髋外展肌群（臀肌、阔筋膜张肌）（图4-2-21）。

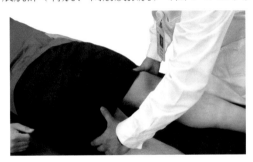

图4-2-21　髋外展肌群肌力测试

（5）髋内旋肌群（图4-2-22）。

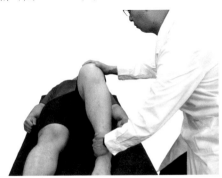

图4-2-22　髋内旋肌群肌力测试

（6）髋外旋肌群（图4-2-23）。

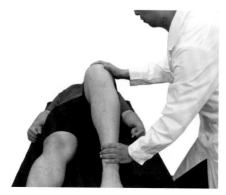

图4-2-23　髋外旋肌群肌力测试

（7）屈髋外旋肌（缝匠肌）（图4-2-24）。

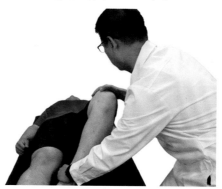

图4-2-24　屈髋外旋肌测试

3. 下肢长度测量

（1）Weber-Barstow手法（图4-2-25）：可用于评估下肢长度的不对称性。患者仰卧位，髋关节和膝关节屈曲。检查者站在床尾，用拇指触诊内踝的远端。患者将骨盆从检查台上抬起，回到起始位置。检查者被动地伸展患者的下肢，用拇指比较内踝的位置。两拇指位置不等高提示双侧下肢不等长，原因可能是髋关节脱位、移位型应力性骨折、骨盆倾斜等。

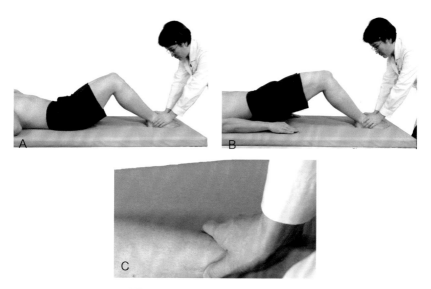

图 4-2-25 Weber-Barstow 手法

如果患者在测量时骨盆向外侧倾斜，则下肢会出现双侧不等长。肢体不等长是患者对脊柱、骨盆或下肢某处的病理或挛缩所做出的适应性改变的结果。事实上，骨的长度在结构上或解剖学上都没有差异。一般可通过影像学检查来判断，也可采取简单徒手评估（图 4-2-26，4-2-27）。如果有骨的短缩，则称为真性肢体短缩。当测量明显的腿长缩短时，检查者可以测量脐部到内踝的距离。如果骨的长度正常，但脐部到踝关节的双侧长度不同，则是功能性下肢短缩。这些测量所获得的值可能受到肌肉萎缩、肥胖、脐部位置不正或下肢未处于自然放松的位置的影响。

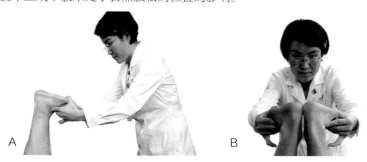

图 4-2-26 俯卧位屈膝检查胫骨是否短缩

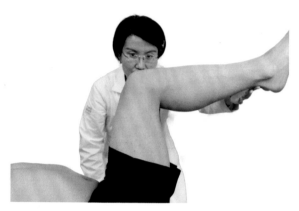

图 4-2-27　仰卧位屈髋检查股骨是否短缩

（2）临床常用测量方法。腿的长度有两种差异：第一种被称为真正的腿部长度差异或真正的缩短，是由先天性发育不良（如青少年髋内翻、先天性髋关节发育不良、骨异常）或创伤（如骨折）引起的，由于下肢长度在解剖水平上缩短，脊柱和骨盆受到影响，导致骨盆倾斜和脊柱侧弯；第二种腿长差异称为功能性腿长差异或功能性短缩，这是由于位置而不是结构发生变化的结果。例如，功能性腿部长度差异可能由足内翻或脊柱侧弯引起。实际腿长通常为髂前上棘到内踝或髂前上棘到外踝的距离（图4-2-28），相对腿长一般是肚脐到内踝的垂直距离。显著的腿长差异定义为大于 1.5 cm。

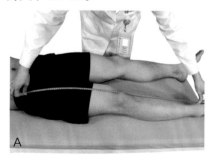 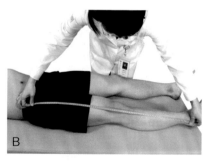

图 4-2-28　实际腿长测量

A. 髂前上棘到内踝；B. 髂前上棘到外踝

4. 下肢围度测量（图 4-2-29）

围度可以粗略反映慢性疾病和肌肉萎缩，测量位置一般在从髂前上棘向远端 18 cm 处。注意双侧对比，若双侧围度差异较大，代表肌肉体积存在明显减小，可能是病理性的原因，需要进一步检查。

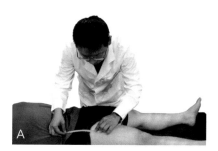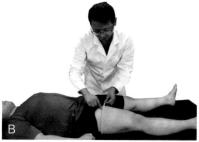

图 4-2-29　大腿围度测量

A. 定位；B. 测量

第三节　特殊试验

特殊试验在临床上的适用范围非常广泛，在一些部位的检查中，特殊试验甚至被视为诊断疾病的"金标准"。特殊试验的阳性结果通常代表着相应结构的异常，再结合前面的病史及一般查体，基本可以排除易混淆的疾病，明确得到诊断结果。髋关节常见特殊试验见表 4-3-1。

表 4-3-1　髋关节特殊试验

损伤结构	特殊试验
骶髂关节、髂腰肌、大转子	4 字征 / 骶髂关节分离试验
髋关节、盂唇	前撞击试验
髋臼、股骨颈	后撞击试验
髋关节	Log roll 试验
臀中肌	Trendelenburg 征
髋关节、臀部	Buttock 征
屈髋肌群	Thomas 试验

续表

损伤结构	特殊试验
股直肌	股直肌挛缩测试、Ely 试验
阔筋膜张肌、髂胫束	Ober 试验
髂胫束、外侧弹响髋	Noble 挤压试验
梨状肌	Piriformis 试验
内侧弹响髋	髂腰肌肌腱嵌顿试验
腘绳肌、腰椎	直腿抬高试验

一、4 字征 / 骶髂关节分离试验

该试验可用于鉴别骶髂关节病变和髋关节后侧病变引起的疼痛。检查方法：患者取仰卧位，受试侧屈髋外展外旋，足部置于对侧膝关节上缘，形成"4"字姿势；检查者一只手固定对侧髂前上棘，一只手轻轻下压受试侧膝关节。阳性体征为髋部疼痛、活动范围减少，提示存在髋关节后侧或骶髂关节病变。若双侧对比后发现一侧膝关节与检查床之间垂直距离减少，可能是髋关节后侧撞击导致的。若腹股沟区疼痛可提示髂腰肌劳损，髋关节外侧疼痛提示大转子疼痛综合征（图 4-3-1）。

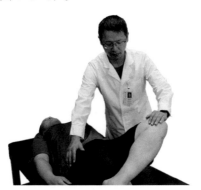

图 4-3-1　4 字征

二、Trendelenburg 征

Trendelenburg 征主要用来评估髋关节的稳定性和外展肌在股骨上稳定骨

盆的能力。做此测试时，先要求患者单脚站立，在正常情况下，其对侧骨盆会提高，测试结果为阴性。如果非站立侧骨盆不升反降，且站立侧髋关节向侧方突出、躯干向非站立侧代偿性倾斜，则测试结果为阳性，表示站立侧臀中肌肌力减弱、无力或有髋关节不稳定（如髋关节脱位）（图4-3-2）。

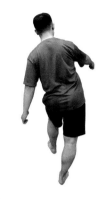

图4-3-2 Trendelenburg 征

三、前撞击试验/屈曲内收内旋测试（FADDIR 试验）

此测试可用于检查髋关节撞击综合征、关节盂唇前侧撕裂以及髂腰肌肌腱炎。患者取仰卧位，检查者将患者髋部屈曲90°并进行内旋及内收的动作。过程中若腹股沟区产生疼痛或症状再度出现，无论是否有咔嗒声，测试结果为阳性。提示髋关节内存在病变，盂唇撕裂可能性较大（图4-3-3）。

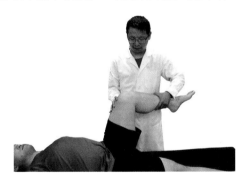

图4-3-3 FADDIR 试验

四、后撞击试验

该测试可用于识别髋臼后壁和股骨颈之间的碰撞。患者取仰卧位，健侧下肢自然伸直，将患侧下肢置于检查床的边缘，检查者将患者髋关节被动后伸、外展和外旋。若出现疼痛或疼痛加剧，表明股骨头接触髋臼后部软骨和边缘发生撞击，尤其是上唇位置（图4-3-4）。

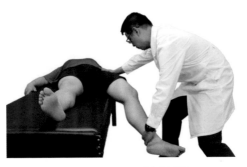

图4-3-4　后撞击试验

五、Buttock 征

患者取仰卧位，检查者进行直腿抬高试验。如果直腿抬高的角度受限，检查者则屈曲膝关节，看看是否可增加髋关节屈曲的角度。如果不能增加髋关节屈曲角度，表示病变发生在臀部或髋关节，而非坐骨神经或大腿后侧肌群。躯干屈曲角度也可能受到限制。测试结果为阳性的原因包括坐骨滑囊炎、臀部肿瘤、脓疮或髋关节病变（图4-3-5）。

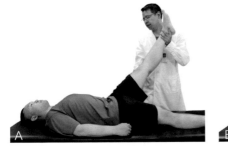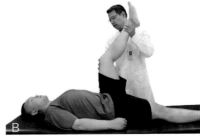

图4-3-5　Buttock 征

六、Thomas 试验

Thomas 试验常用于评估髋关节屈曲挛缩问题。患者取仰卧位，双下肢自然伸直，检查者检查腰椎前凸角度，角度过大通常是由于屈髋肌挛缩造成的。嘱患者将一侧髋关节和膝关节屈曲以使腰椎平放，并将屈曲侧下肢环抱至胸前，如果此时伸直侧下肢仍可保持在检查床上，表示没有髋关节屈曲挛缩；如果伸直侧下肢抬离床面，则表示该侧有屈髋肌（髂腰肌）挛缩（图4-3-6）。

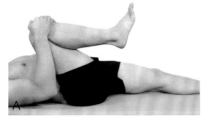
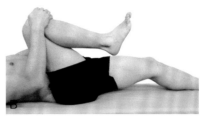

图4-3-6　Thomas 试验

A. 阴性；B. 阳性

七、Ely 试验

患者取俯卧位，检查者被动屈曲患者的膝关节。当膝关节屈曲时，同侧髋关节自发抬离床面，表明股直肌紧张，检测呈阳性。双侧均应进行测试并比较（图4-3-7）。

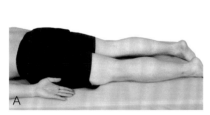
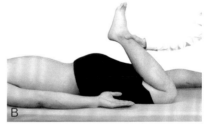

图4-3-7　Ely 试验

八、Ober 试验

Ober 试验可评估阔筋膜张肌（髂胫束）是否存在挛缩。患者取侧卧位，下方髋关节和膝关节伸直并保持稳定。患者将受试侧的髋关节和膝关节屈曲至90°，检查者被动地外展和后伸患者的下肢，直至大腿与躯干成一条直线。然后检查者将髋关节慢慢内收。如果大腿保持相对外展状态，无法下落，则结果呈阳性，表明存在髂胫束和阔筋膜张肌挛缩。此外，若大转子存在局灶性压痛，则考虑大转子滑囊炎（图4-3-8）。

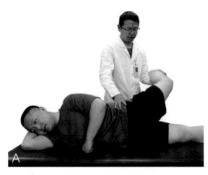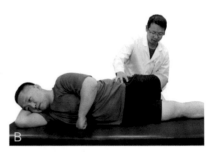

图 4-3-8　Ober 试验

九、Noble 挤压试验

Noble 挤压试验主要用于评估膝关节是否有髂胫束摩擦综合征。患者取仰卧位，膝关节屈曲 90°且屈曲髋关节使足部平踩在床面上，检查者用拇指在股骨外上髁或再往上 1～2 cm 处持续施加压力，慢慢地将患者的膝关节伸直。如果在膝关节屈曲 30°时，患者主诉股骨外侧髁有剧烈疼痛，则结果为阳性，表明髂胫束紧张（图 4-3-9）。

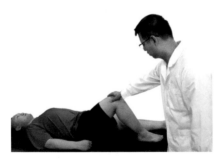

图 4-3-9　Noble 挤压试验

十、Piriformis 试验

患者取侧卧位，患侧在上，患者将患侧髋关节屈曲 45°，膝关节屈曲 90°。检查者一只手固定髋关节，另一只手在膝部施以一个往下的压力，以使髋关节进行内收运动。如果梨状肌有挛缩，则梨状肌部位受到压力时会有疼痛感。如果梨状肌挤压了经过此处的坐骨神经，则疼痛会发生于臀部，且可能出现坐骨神经痛。此外，在梨状肌受到牵拉的姿势（髋关节内旋）下，给予阻力使其做髋关节外旋动作，也可能引起坐骨神经痛（图4-3-10）。

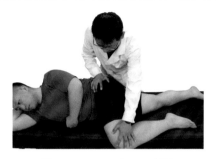

图4-3-10 Piriformis 试验

十一、直腿抬高试验

直腿抬高试验是大腿后侧肌群挛缩的测试方法之一。测试时，患者仰卧并将髋关节及膝关节屈曲90°，然后伸直膝关节直到出现终末感（图4-3-11）。若腘绳肌正常，则可达到20°左右的膝关节伸展角度。若伸展小于20°，则表明腘绳肌紧张。

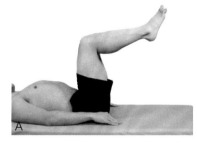
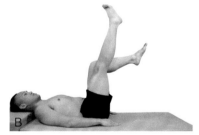

图4-3-11 直腿抬高试验
A. 异常；B. 正常

十二、髂腰肌肌腱嵌顿试验

该测试主要用于确认髂腰肌肌腱是否在髋关节囊前部或髂耻隆起处嵌顿。患者取仰卧位，检查者使患者的髋关节从屈曲、外展和外旋位到伸展、内收和内旋位（图4-3-12）。移动过程中若出现前部撞击或交锁，伴或不伴疼痛为阳性体征，通常是髂腰肌在髋关节前部结构上摩擦的结果，提示存在内源性弹响髋。

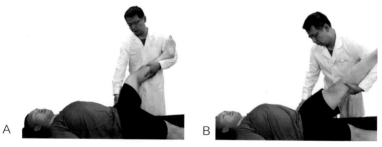

图 4-3-12 髂腰肌肌腱嵌顿试验

十三、Log roll 试验

通过使股骨头相对于髋臼和关节囊的移动来简单评估髋关节疼痛，也可用于评估髋关节骨折。患者取仰卧位，检查者将手放于患者下肢，轻轻内旋和外旋髋关节（图 4-3-13）。阳性体征为髋关节疼痛，表明髋关节存在病变，但无疼痛也不证明髋关节无病变。

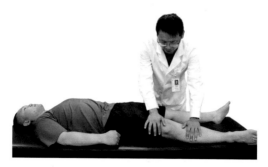

图 4-3-13 Log roll 试验

第四节 功能评估

髋关节是杵臼关节，可以进行屈曲、伸展、内收、外展、内旋、外旋6 个方向的活动，灵活性较高。在日常生活中，髋关节的参与不可或缺。髋关节损伤的患者，其关节运动存在不同程度的限制，具体限制情况可以通过功能评估来了解。此外，量表检查在临床中非常常用，是患者主观表述功能情况的方式，可作为评估功能的辅助手段。

一、功能评估

髋关节运动对许多活动都是必要的。日常生活活动（ADL），如系鞋带、坐、从椅子上站起来、从地板上捡东西等都需要较大的髋关节活动度。如果髋关节不能无痛、全范围地进行活动，提示存在下肢肌肉骨骼功能损伤。按顺序进行以下活动，若可全部完成，则表明髋关节无明显问题。

（1）下蹲。

（2）上下楼梯一次。

（3）两腿交叉，一侧踝关节放在另一侧的膝关节上。

（4）上下楼梯两次及以上。

（5）减速跑。

（6）曲线跑。

（7）单腿跳（时间、距离、交叉）。

（8）跳跃。

二、问卷调查

1. 髋关节 Harris 评分（表 4-4-1）

Harris 问卷包括疼痛状况（44 分）、关节功能状态（47 分）、肢体畸形（4 分）、关节活动度（5 分）4 个评定内容，总分 100 分，评分越高表明髋关节功能恢复越好。

表 4-4-1 髋关节 Harris 评分

评定内容	评定标准	分值	得分
疼痛状况（44 分）	无痛或可以忽略	44	
	偶有疼痛，不影响活动	40	
	轻度疼痛，不影响一般性活动，异常活动可有中度疼痛，服用阿司匹林可缓解	30	
	中度疼痛，可忍受，偶尔需用可待因缓解疼痛	20	
	剧痛，活动严重受限	10	
	活动完全受限	0	

评定内容	评定标准			分值	得分
关节功能状态（47分）	步态（33分）	步态跛行	无	11	
			轻度	8	
			中度	5	
			无法行走	0	
		助行装置	无	11	
			单拐，长距离行走	7	
			单拐，一直使用	5	
			腋拐	4	
			两支单拐	2	
			两支腋拐	0	
			无法行走	0	
		行走距离	无限制	11	
			可行走6个街口	8	
			可行走2~3个街口	5	
			只能在室内行走	2	
			只能在床和椅子间活动	0	
	功能性活动（14分）	上下楼梯	正常	4	
			利用扶手可正常上下楼	2	
			采用其他方法上下楼	1	
			无法上下楼	0	
		穿鞋及系鞋带	轻松	4	
			困难	2	
			不能穿鞋袜	0	
		坐	任何椅子，1小时	5	
			高椅子，半小时	3	
			任何椅子都不能坐半小时	0	
		乘坐公共交通工具	能	1	
			不能	0	
肢体畸形（4分）	固定内收小于10°			1	
	伸展时髋关节内旋小于10°			1	
	双侧下肢长度相差3.2 cm以内			1	
	骨盆屈曲挛缩小于30°			1	

续表

评定内容	评定标准			分值	得分
关节活动度 （5分）	A. 屈曲	0°～45°	×1.0 =（A）	得分结果 = A、B、C、 D 之和除以 20	
		45°～90°	×0.6 =（A）		
		90°～120°	×0.3 =（A）		
		120°～140°	0		
	B. 外展	0°～15°	×0.8 =（B）		
		15°～30°	×0.3 =（B）		
		30°～60°	0		
	C. 内收	0°～15°	×0.2 =（C）		
		15°～60°	0		
	D. 伸展时 外旋	0°～30°	×0.4 =（D）		
		30°～60°	0		
	伸展时内旋	0°～60°	0		
特征表现	Trendelenburg 征	阳性（　　　）	阴性（　　　）		
□左　□右　Harris 评分（　　　　）					

2. 牛津髋关节问卷

牛津髋关节问卷（表4-4-2）由12个问题组成，每个问题1～5分，总分12～60分。患者依据过去4周髋关节的相关情况填写，得分越高表明患者髋关节功能越好。如果患者是双侧髋关节都有问题，请分别填写双侧髋关节情况调查表。

表4-4-2　牛津髋关节问卷

问题	选项
1. 平时髋关节疼痛程度?	□ 没有疼痛 □ 非常轻微的疼痛 □ 轻微的疼痛 □ 中等程度的疼痛 □ 严重的疼痛

问题	选项
2. 您有没有因为您的髋关节问题而在洗澡和擦干全身的时候感到有困难?	□ 一点困难没有 □ 有一点困难 □ 有中等程度困难 □ 非常困难 □ 不可能完成
3. 您在上下小轿车或使用公共交通工具的时候有没有因为您的髋关节问题而感到困难?	□ 一点困难没有 □ 有一点困难 □ 有中等程度困难 □ 非常困难 □ 不可能完成
4. 在您的髋关节变得更加疼痛之前您能行走多长时间? （使用拐杖或不使用拐杖均可）	□ 行走 30 分钟以上也不疼 □ 16～30 分钟 □ 5～15 分钟 □ 只能在住的房子周边转转 □ 不能行走
5. 坐在桌边吃完饭站起来的时候，您的髋关节有多疼痛?	□ 没有疼痛 □ 非常轻微的疼痛 □ 轻微的疼痛 □ 中等程度的疼痛 □ 严重的疼痛
6. 当您行走的时候，您会因为您的髋关节问题而跛行吗?	□ 很少 / 从来没有 □ 有时候或刚刚起步的时候 □ 经常出现，而不仅仅是刚起步的时候 □ 大部分时间 □ 一直跛行
7. 您能够跪下，然后再站起来吗?	□ 可以，很容易 □ 稍微有一点儿困难 □ 有轻度困难 □ 很困难 □ 不可能做到，站不起来

续表

问题	选项
8. 晚上睡觉时您会感觉到您的髋关节疼痛吗？	□ 没有 □ 偶尔发生 □ 有一些夜晚 □ 大部分夜晚 □ 每一个夜晚
9. 髋关节疼痛对您的日常工作/家务活造成了多大的影响？	□ 没有影响 □ 有一点 □ 中等程度 □ 非常严重 □完全影响
10. 您是否会突然出现打软腿现象或差点要摔倒的现象？	□ 几乎没有/从来没有 □ 有时候或刚起步的时候 □ 经常出现，不局限于刚起步的时候 □ 大部分时间 □ 总是如此
11. 您能够自己出去购买家庭日常生活用品吗？	□ 能，很容易 □ 有一点困难 □ 有中等程度的困难 □相当困难 □不能
12. 您下楼梯的困难程度如何？	□ 很容易 □ 有一点困难 □ 有中等程度的困难 □ 相当困难 □ 不可能做到
总分	

3. 髋关节 WOMAC 评分

髋关节 WOMAC 评分（表 4-4-3）内容包括疼痛、僵硬和关节功能 3 方面，共 24 项，包含了整个髋关节骨性关节炎的基本症状和体征，其中疼痛的部分有 5 个项目，僵硬的部分有 2 个项目，关节功能的部分有 17 个项目。总分 120 分，分数越高代表髋关节整体情况越差。

表 4-4-3　髋关节 WOMAC 评分

疼痛程度	没有疼痛（0）	轻微（1）	中等（2）	严重（3）	非常严重（4）
在平地行走时					
上下楼梯时					
晚上在床上睡觉的时候					
坐着或者躺着时					
站立时					
僵硬程度	没有僵硬（0）	轻微（1）	中等（2）	严重（3）	非常严重（4）
在您早晨刚醒的时候，您髋关节的僵硬程度如何					
白天，在您坐着、躺着或者休息以后，您髋关节的僵硬程度如何					
在以下各种情况下，您感觉困难程度如何	没有困难（0）	轻微（1）	中度（2）	严重（3）	非常严重（4）
下楼梯					
上楼梯					
从椅子上站起来的时候					
站立					
弯腰					
在平地行走					
上、下汽车					
逛街、购物					

续表

穿鞋、袜							
起床							
脱鞋、袜							
上床躺下的时候							
进、出浴缸的时候							
坐着							
坐马桶或者站起的时候							
干比较重的家务活							
干比较轻的家务活							
总分							

4. 国际髋关节评分问卷（IHOT-12）

IHOT-12 是评价髋关节状况和术后康复情况的重要问卷，主要根据过去一周的真实感受填写（表4-4-4）。共12个题目，总分120分。分数越高代表髋关节整体情况越好。

表4-4-4 IHOT-12

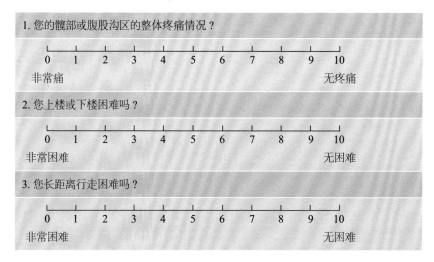

117

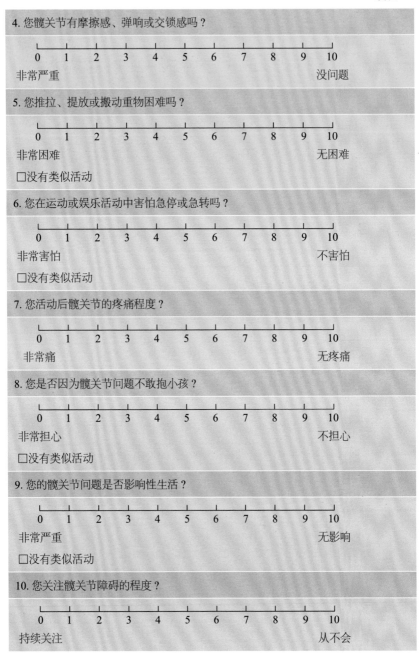

4. 您髋关节有摩擦感、弹响或交锁感吗？

0　1　2　3　4　5　6　7　8　9　10

非常严重　　　　　　　　　　　　　　没问题

5. 您推拉、提放或搬动重物困难吗？

0　1　2　3　4　5　6　7　8　9　10

非常困难　　　　　　　　　　　　　　无困难

□没有类似活动

6. 您在运动或娱乐活动中害怕急停或急转吗？

0　1　2　3　4　5　6　7　8　9　10

非常害怕　　　　　　　　　　　　　　不害怕

□没有类似活动

7. 您活动后髋关节的疼痛程度？

0　1　2　3　4　5　6　7　8　9　10

非常痛　　　　　　　　　　　　　　　无疼痛

8. 您是否因为髋关节问题不敢抱小孩？

0　1　2　3　4　5　6　7　8　9　10

非常担心　　　　　　　　　　　　　　不担心

□没有类似活动

9. 您的髋关节问题是否影响性生活？

0　1　2　3　4　5　6　7　8　9　10

非常严重　　　　　　　　　　　　　　无影响

□没有类似活动

10. 您关注髋关节障碍的程度？

0　1　2　3　4　5　6　7　8　9　10

持续关注　　　　　　　　　　　　　　从不会

续表

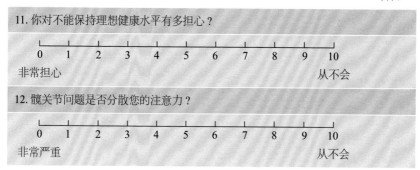

11. 你对不能保持理想健康水平有多担心？

0 1 2 3 4 5 6 7 8 9 10
非常担心　　　　　　　　　　　　　　　　　　　从不会

12. 髋关节问题是否分散您的注意力？

0 1 2 3 4 5 6 7 8 9 10
非常严重　　　　　　　　　　　　　　　　　　　从不会

5. 非关节炎髋关节问卷（NAHS）

　　NAHS 的内容包括疼痛程度、当前症状严重程度、日常生活活动受限程度和体育活动受限程度 4 个方面，能够评估髋关节对生活质量的影响，也是手术康复评价的重要指标（表 4-4-5）。共 20 道题目，总分 80 分，分数越高代表髋关节状态越好。

表 4-4-5　NAHS

疼痛程度	无（4）	轻度（3）	中度（2）	重度（1）	严重（0）
行走					
上下楼梯					
夜间卧床					
坐或躺					
站立					
当前症状严重程度					
交锁症状					
打软腿					
僵硬					
活动受限					

续表

日常生活活动受限程度				
下楼梯				
上楼梯				
坐姿起立				
穿鞋袜				
起床				
体育运动受限程度				
高强度运动（踢足球/打篮球）				
低强度运动（打高尔夫）				
慢跑				
散步				
繁重家务				
轻快家务				

6. 髋关节评估（HOS-ADL、HOS-SSS）

日常生活活动量表（HOS-ADL）（表4-4-6）：请回答每个问题，并详细描述过去一周的情况。如果涉及的活动受髋部以外的限制，标记无法评估。由于髋部不适导致您下列哪些活动有困难？

表4-4-6　HOS-ADL、HOS-SSS

日常生活评分	无困难（5）	轻度困难（4）	中度困难（3）	重度困难（2）	不能完成（1）	无法评估
1. 站立15分钟						
2. 上下汽车						
3. 爬较陡山坡						

续表

4. 下较陡山坡						
5. 上一层楼梯						
6. 下一层楼梯						
7. 上下路边台阶						
8. 深蹲						
9. 进出浴室						
10. 开始迈步行走						
11. 步行约 10 分钟						
12. 步行 15 分钟或以上						
13. 患侧髋关节转动						
14. 床上翻身						
15. 轻中度体力活动（站立、行走）						
16. 重体力活动（推拉、攀爬、搬运）						
17. 娱乐活动						

请用 0 ~ 100 自评当前日常生活活动中的功能水平，100 是在髋关节出现问题之前的功能水平，0 是无法进行任何日常活动：___ . 0%。

由于髋部问题导致您在以下哪些活动中存在受限情况？

日常生活评分	无困难（5）	轻度困难（4）	中度困难（3）	重度困难（2）	不能完成（1）	无法评估
18. 穿脱鞋袜（不得分）						
19. 坐 15 分钟（不得分）						

运动量表（HOS-SSS）：由于髋部问题导致您在以下哪些活动中存在受限情况？

运动评分	无困难（5）	轻度困难（4）	中度困难（3）	重度困难（2）	不能完成（1）	无法评估
1. 跑步 1 英里（约 1600 米）						
2. 跳跃运动						
3. 扭髋运动						
4. 落地运动						
5. 急跑急停						
6. 侧方移动						
7. 低强度运动，如快走						
8. 运动技巧正常发挥能力						
9. 随心所欲运动的能力						

请用 0 到 100 自评当前日常生活活动中的功能水平，100 是在髋关节出现问题之前的功能水平，0 是无法进行任何日常活动：＿＿ . 0%。

您如何评价当前的功能水平？

正常（　　）接近正常（　　）异常（　　）严重异常（　　）

评分标准：

日常生活活动量表（HOS-ADL）评分：

已完成的问题数（n）：＿＿＿＿＿（max = 17）

完成问题总数：＿＿＿＿＿

$$\text{HOS-ADL 评分} = \frac{\text{回答问题数（}n\text{）总和}}{n \times 4} \times 100$$

HOS-ADL 得分：＿＿＿＿＿

运动量表（HOS-SSS）评分：

已完成的问题数（n）：＿＿＿＿＿＿＿＿（max = 17）

完成问题总数：＿＿＿＿＿＿＿＿

$$HOS\text{-}SSS \text{ 评分} = \frac{\text{回答问题数（} n \text{）总和}}{n \times 4} \times 100$$

HOS-SSS 得分：＿＿＿＿＿＿＿＿

第五节　回归运动前评估

临床诊疗的最终目的是让患者在结构与功能上能够恢复到受伤前水平甚至更好。髋关节对于实现下肢运动起着重要作用，对于运动的参与要求高，因此在真正回归运动前需要进行仔细评估，以确定是否达到相应标准，避免出现二次损伤。

（1）髋关节活动度是否达到全范围？

（2）髋关节体格检查是否正常？是否有不适体征与症状？

（3）髋关节周围肌肉力量是否与健侧对称？或至少达到健侧力量的90%？

（4）进行全速跑、跳跃等运动时是否可以无痛完成？运动后是否有疼痛？

（5）单腿跳跃测试的对称性是否达到90%？（具体详见第五章膝关节回归运动前评估）

（6）髋关节的灵活性与协调性是否与健侧相似？或至少达到健侧的90%？

（7）是否做好了回归运动的心理准备？

（8）损伤组织是否已达到完全愈合？

第五章
膝关节损伤的康复评估

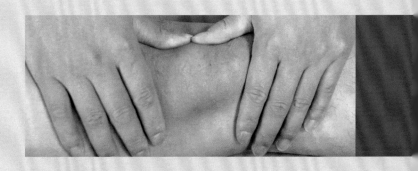

　　膝关节具有最大的关节面，根据活动情况，该负重关节可能需要支撑 2～5 倍的自身体重。因此，它是人体中最易受伤的部位。本节内容将探讨如何通过患者的病史和体格检查来确定疼痛的原因，并对膝关节相关疾病的康复情况和运动能力的恢复程度进行评估。

第一节　采集病史

正确收集病史在诊断膝关节疼痛时起着重要作用。通过详细的病史采集，可以初步建立患者的鉴别诊断，从而指导后续的评估工作。鉴别诊断膝关节疼痛可能相当复杂，但通过深入分析患者的病史、关键症状以及最可能的诱因（如创伤或过度使用），可以有效提升诊断的准确性。

一、询问患者膝关节疼痛前是否发生了创伤

创伤包括直接接触性创伤（跌倒、膝关节受到直接撞击）和非接触性创伤（跑步、跳跃、下蹲或突然扭转膝关节等）。

（1）如果发生创伤，进一步询问疼痛出现的前一刻和疼痛出现时在做什么？当时下肢和躯干处于怎样的姿势？跳跃后着地或跑步快速变向时听到"啪"声，膝关节发软，随后感觉不稳，迅速肿胀，该病史提示前交叉韧带损伤可能；膝关节突然用力屈曲60°或以上，并出现膝关节疼痛和肿胀，无法伸展膝关节，则提示髌腱撕裂可能；膝关节前侧髌骨直接创伤伴局限性髌前疼痛，提示髌骨骨折可能；膝关节扭转或膝关节侧面受到直接侧方的应力，伴有膝关节不稳定，则提示侧副韧带损伤。

（2）疼痛是在损伤或者运动时立刻出现的吗？受伤后立即出现疼痛可能提示膝关节结构损伤。而迟发性疼痛往往提示肌腱拉伤、软骨挫伤或轻微软组织撕裂伤。

（3）如未发生创伤，进一步询问疼痛是否与活动相关，比如近期是否尝试了新的运动项目，或者是否有对原有的训练习惯或日常活动进行调整。如果答案是肯定的，那么就需要进一步探讨运动保护、运动装备（例如运动鞋、护膝等）、训练频率（比如每周训练几天）、每次训练的时长以及训练强度及其最近的变化情况。明确疼痛是否仅仅在特定的活动中，对于诊断非常有帮助。举例来说，如果疼痛与短跑或跳跃动作相关，这可能是髌腱问题的一个明显迹象；久坐或上下楼梯时出现疼痛是髌股疼痛综合征的典型特征。

（4）询问患者负重时是否有疼痛以及在不负重时疼痛是否消失。伴有半月板或关节软骨损伤的患者可能在负重活动中出现剧烈疼痛，但在游泳或骑

自行车时可能只有轻微的疼痛感。髂胫束综合征通常只在需要膝关节屈曲范围较大的负重活动中引起疼痛，而在行走或跑步时，如果屈膝角度较小，患者可能就没有疼痛。而髌骨软骨炎通常只在跑步、下楼梯或长时间屈膝坐着时才出现膝前疼痛。一些严重的损伤可能导致关节积液，这通常会持续性地引起疼痛。例如，侧副韧带或交叉韧带的撕裂通常会导致持续性的疼痛，不会因为正常的负重而使疼痛加重。

（5）询问患者膝关节有无交锁或者卡顿。膝关节的交锁或卡顿现象通常指的是膝关节在运动过程中出现的机械性阻碍，这种情况可能是由于半月板撕裂或软骨碎片等原因导致的。区别于机械性限制，患者还可能经历如"摩擦感""弹响声"等主观感觉，这些通常不涉及真正的机械性阻碍，而是由关节软骨的损伤所致。

二、询问患者膝关节疼痛的位置

（1）结合特定膝关节结构、滑囊触诊。①膝前：胫骨粗隆、髌腱、髌骨、股四头肌腱；②膝后：腘动脉、腘窝囊肿；③膝外侧：外侧半月板前角、外侧副韧带、外侧半月板后角、股二头肌远端部分和肌腱；④膝内侧：内侧半月板前角、内侧副韧带、内侧半月板后角、内侧腘绳肌远端部分和肌腱（半腱肌、半膜肌）。若疼痛能精确定位，则提示特定韧带、肌腱发生创伤或出现滑囊炎。

（2）弥漫性或难以定位的疼痛可能是继发于关节内结构损伤、风湿性或感染性病变或者为牵涉痛。进一步询问是否多个关节出现问题，若是则可能存在全身性或风湿性疾病；是否有全身症状（发热、寒战、盗汗、乏力或皮疹等），这些症状和体征提示可能存在感染（如化脓性关节炎、莱姆病、淋病）、自身免疫性疾病（类风湿关节炎、系统性红斑狼疮）或肿瘤等。

三、询问患者既往关节病史

若存在关节损伤史或手术史，疼痛往往与之前的陈旧伤相关，对于那些曾经受过伤或者接受过手术的患者来说，他们在伤后和康复期间往往会经历一段时间的功能障碍，如果功能没有完全恢复，就有可能出现新的并发症。如足底筋膜炎导致跑步姿势改变，进而引起髌股疼痛综合征；前交叉韧带重建术后 1 年内出现前交叉韧带再次断裂的风险较正常人高。

第二节　一般查体

膝痛是常见症状，一般查体是膝关节损伤评估过程中的重要一步，检查者可通过视诊、触诊、动诊、量诊对患者进行充分的检查，详细、完整的临床检查对膝关节疾病的诊治具有重要意义。

膝关节滑囊体表定位（图 5-2-1）。

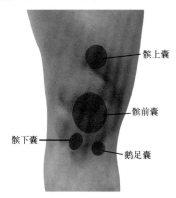

图 5-2-1　膝关节滑囊体表定位

疼痛部位（图 5-2-2）。

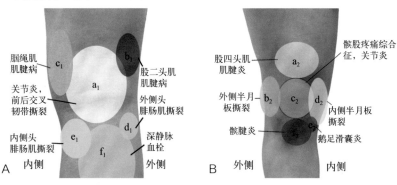

图 5-2-2　疼痛部位

A. 后面观（右）；B. 前面观（右）

一、视诊

（1）步态：正常、跛行（减痛步态）、曳行或无法行走。

（2）肿胀：关节囊内液体积聚是造成肿胀的常见原因。关节积液量大时容易发现，积液量少则难以发现，患者往往伴有晨僵或运动后不适。检查时，让患者伸展膝关节放松股四头肌，然后比较双侧膝关节的大小和形状，观察髌骨内外侧是否有凹陷，少量积液（5～10 ml）就会填充髌骨周围，使凹陷消失。

膝关节肿胀的测量：使用柔软的皮尺围绕膝关节特定的解剖标记点（如髌骨上缘或下缘）测量周围长度。将两侧相同位置的测量结果相比较，可以帮助量化肿胀程度。若膝关节肿胀明显，也可测量肿胀最严重处，并与健肢相应部位的测量结果相比。如差异明显，则可能存在关节积液，这提示膝关节内组织损伤或病变，最常见的原因包括关节软骨损伤、骨关节炎、关节内感染等。

（3）肌肉萎缩：股四头肌、小腿三头肌萎缩意味着萎缩的肌肉失用或失神经支配。常见原因包括神经系统疾病或肌肉骨骼损伤。

（4）力线：前面的力线可通过让患者赤足站立并暴露膝关节来确定。若为中立力线，患者的膝关节位于从髂前上棘到内外踝中点的连线上（图5-2-3B）。内翻的膝关节位于这条线的外侧（图5-2-3A），而外翻的膝关节则位于线的内侧（图5-2-3C）。膝内翻、膝外翻患者的膝关节内外侧间室长期处于高应力状态，更容易出现内外侧半月板和软骨损伤。

（5）皮肤改变：观察有无皮疹、淤斑、肿胀、发红、异物和瘢痕（手术和创伤）。

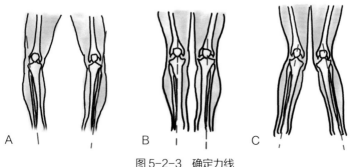

图5-2-3　确定力线

A.膝内翻；B.正常；C.膝外翻

二、触诊

1. 体位

患者坐在检查台上，屈膝至 90°。也可以仰卧并在大腿下放置一个枕头，使膝关节屈曲 20°～30°。或者让患者站立，缓慢地重复屈膝约 20° 并伸直（伸展），同时沿关节线进行触诊。

2. 触诊内容

（1）外侧关节线：用拇指从髌骨下方外侧的凹陷处沿外侧关节线逐渐向后触诊，直至腘窝。可按照下列顺序触诊：外侧半月板前角 – 外侧副韧带（起点和止点分别高于和低于关节线）– 外侧半月板后角 – 股二头肌远端部分和肌腱（跨越关节线）（图 5-2-4A）。

（2）内侧关节线：用拇指从髌骨下方内侧的凹陷处沿内侧关节线逐渐向后触诊，直至腘窝。可按照下列顺序触诊：内侧半月板前角 – 内侧副韧带（起点和止点分别高于和低于关节线）– 内侧半月板后角 – 内侧腘绳肌远端部分和肌腱（半腱肌呈圆形，像一根肌腱；半膜肌宽而扁平，像一层膜）（图5-2-4B）。

（3）膝前结构：膝前结构的触诊顺序是胫骨粗隆 – 髌腱 – 髌骨 – 股四头肌肌腱；此外还需触诊鹅足肌腱、髂胫束、股骨外侧髁、腓骨头和胫腓联合。髌腱内侧和胫骨平台内侧是半腱肌的止点，其与缝匠肌及股薄肌、半膜肌的肌腱共同形成鹅足肌腱，鹅足的触感类似软骨，在无损伤的情况下可能也有轻度压痛，双侧对比有助于区分正常的轻度压痛与病理性压痛。当髂胫束与股骨外侧髁摩擦的最大角度（膝关节屈曲至约 30°）时，股骨外侧髁的上方常出现触痛。触诊腓骨近端（腓骨头和腓骨颈）和胫腓联合近端，检查有无腓侧副韧带损伤、高位胫腓联合撕裂或腓骨骨折（图 5-2-4C）。

（4）膝后结构：腘窝囊肿、腘动脉。腘窝囊肿大多不会搏动，只是单纯的软组织肿块；腘窝触及非常罕见的搏动性肿块提示存在腘动静脉瘘或腘动脉瘤。

（5）皮温：把手背放到膝关节以上数厘米处的大腿上时会感觉温热，再将手背放在髌骨则感觉凉一些，最后把手背放在小腿外侧，会感到温热。这种"温热 – 凉 – 温热"的正常模式表明膝关节内没有炎症或刺激；"温热 –

温热－温热"的模式提示存在膝关节刺激，其原因可为急性或慢性损伤。"温热－热－温热"模式常见于关节感染。

（6）血管：触诊足背动脉、胫后动脉和腘动脉搏动是否减弱或消失，排查是否并发下肢血管损伤。

（7）关节积液：关节内积液超过 50 ml 时，浮髌征阳性。患者取平卧位，下肢伸直放松，膝关节伸直。检查者左手虎口卡于患者膝关节髌骨上缘，并加压压迫髌上囊，使关节液集中于髌骨底面，右手虎口卡于患者膝关节髌骨下缘，并向上推。右手示指垂直按压髌骨并迅速抬起，按压时，若髌骨与关节面有碰触感，松手时髌骨浮起，称为浮髌试验阳性。大量关节积液提示膝关节内组织损伤或病变，最常见的原因有关节软骨损伤、骨关节炎、关节内感染等。

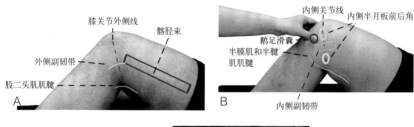

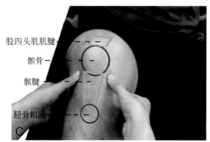

图 5-2-4　触诊

A. 外侧关节线；B. 内侧关节线；C. 膝前结构

3.肌筋膜扳机点与疼痛区域

（1）腘肌（图 5-2-5）。

1）扳机点位置：位于该肌起点的近端 1/2。

2）牵涉痛：腘窝以及大腿后侧和内侧。

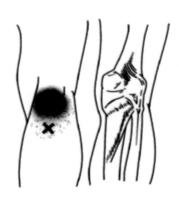

图 5-2-5　腘肌疼痛区域

三、动诊

1. 主动运动

患者取坐位或仰卧位，在膝关节的主动运动过程中，检查者应观察以下事项。

（1）髌骨沿着股骨髁的移动情况：是否稳定地移动，是否出现滞后或突然跳动，是否存在髌股关节活动受限（双侧对比）。膝关节从伸直到屈曲时，髌骨运动轨迹正常的情况下在屈曲早期向内侧移动，然后向外侧移动（图5-2-6）；造成髌骨轨迹偏离、较健侧活动范围受限的原因很多，其中包括髂胫束综合征，髌骨疼痛综合征，髌骨脱位、半脱位等。

（2）胫股关节的活动范围：膝关节伸 / 屈时，股骨髁在胫骨平台上同时发生向前 / 后的滚动和向后 / 前的滑动，这些"相互抵消"的附属运动可以限制股骨在胫骨上向前平移的最大范围。双侧对比，如胫骨移动范围过大，提示可能出现交叉韧带损伤。

（3）运动过程中是否出现疼痛：如果出现疼痛，检查疼痛的部位。髌腱疼痛与髌骨滑囊炎及肌腱病有关；沿髌腱侧面的压痛与髌下脂肪垫撞击综合征有关；青少年髌骨下极压痛可能源于骨骺炎。

（4）活动受限的原因：是否存在交锁或卡顿现象（机械性阻碍），这种情况可能是由于半月板撕裂或软骨碎片等原因导致的，可通过按摩或以某种方式移动膝关节来解除阻碍。"摩擦感""弹响声"等主观感觉，不涉及真正的机械性阻碍，提示关节软骨损伤的可能。

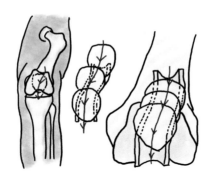

图 5-2-6　膝关节屈曲时的多平面髌骨路径

2. 被动运动

膝关节只有 2 个活动度，分别为屈曲和伸展（图 5-2-7）。

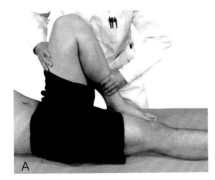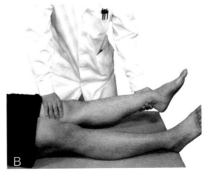

图 5-2-7　膝关节被动运动

A. 屈曲；B. 伸展

如果膝关节已达到全关节活动范围，可以轻轻地施加压力来测试膝关节运动的终末感。髌股关节的运动触诊试验：患者坐在床边，膝关节屈曲至约90°。检查者以大约 30°/ 秒的速度被动地伸展膝关节，在 90° ~ 0° 伸展3 ~ 4次。用一只手进行此运动时，另一只手对髌股关节施加 2 ~ 3 kg 的压迫，示指直接触诊髌骨下极。检查者触诊髌股关节的内侧滑膜襞和移动轨迹，股骨内侧髁处沿内侧关节线分布的滑膜襞出现压痛、髌骨活动轨迹偏离提示可能存在髂胫束综合征、髌骨疼痛综合征、髌骨脱位或半脱位等（图5-2-8）。

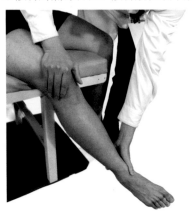

图5-2-8　髌股关节的运动触诊试验

3.髌骨活动度的评估

患者取仰卧位，膝关节伸直，检查者的双手置于膝关节稳定胫骨和股骨，双手的拇指放在髌骨的一侧（内侧或外侧），向内侧或外侧移动髌骨，正常情况下，髌骨在内侧和外侧伸展时最多可移动其宽度的一半，且终末感是组织拉伸。如髌骨内外侧移动少于1/4，则为活动能力减小，提示髌腱挛缩可能；如超过1/2，则为活动度过大，提示髌骨半脱位或脱位可能。需要注意的是，对于怀疑髌骨脱位的患者，向髌骨外侧移动时必须小心谨慎（图5-2-9）。

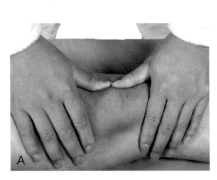
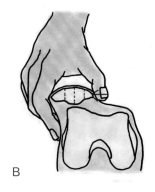

图5-2-9　髌骨活动度的评估

四、量诊

通过对比两侧（健侧和患侧），评估肌肉萎缩、关节活动度受限的程度。

1.膝关节肿胀测量

使用柔软的皮尺围绕膝关节特定的解剖标记点（如髌骨上缘或下缘）测量周围长度。将两侧相同位置的测量结果相比较，可以帮助量化肿胀程度。若膝关节肿胀明显，也可测量肿胀最严重处，并将结果与健肢相应部位的测量结果相比较。评估肌肉萎缩时，测量取肌腹部位，大腿可在髌骨上缘10 ~ 15 cm处测量（图 5-2-10），小腿可在最粗处测量。

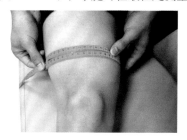

图 5-2-10　测量大腿围度

2.膝关节活动度测量

患者取俯卧位，固定臂与股骨纵轴平行，移动臂与腓骨纵轴平行，轴心位于膝关节外侧中点或腓骨头。可能出现并应避免的代偿运动：髋关节旋转、屈曲、外展。全膝关节正常屈曲活动范围为 135°（0° 为关节自然伸展位）。主动膝关节伸展约为 0°，但可能为 −10°，特别是女性，可能出现膝关节过伸现象（图 5-2-11）。

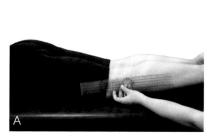
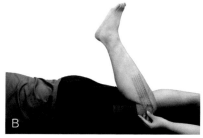

图 5-2-11　膝关节活动度测量

3.肌力测试

肌力是指肌肉收缩产生的力量，正常的肌力是维持姿势、启动或控制关节运动、完成特定动作的必要保证，肌力测试主要采取徒手肌力检测法（表5-2-1）。

表5-2-1 徒手肌力检测

膝关节周围肌肉	1级	2级	3～5级
股四头肌	仰卧位或坐位，试图伸膝时，可触及肌肉活动	侧卧位，托住上侧下肢，可主动伸膝	坐位，小腿在床沿外下垂，伸膝，阻力加于小腿下端前侧（图5-2-12）
腘绳肌	俯卧位或坐位，试图屈膝时，可于腘窝两侧触及肌肉活动	侧卧位，托住上侧下肢，可主动屈膝	坐位，膝关节从伸直位屈曲，阻力加于小腿下端后侧（图5-2-13）

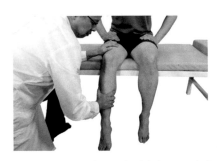

图5-2-12 股四头肌肌力测试（3～5级）

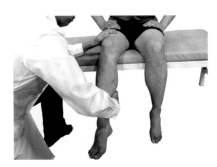

图5-2-13 腘绳肌肌力测试（3～5级）

第三节 特殊试验

膝关节作为人体较复杂的关节，包括半月板、前后交叉韧带等特殊结构，是极易发生损伤与疾病的关节，因此，特殊试验也较为复杂，且对评估和诊断十分重要（表5-3-1）。

表5-3-1 膝关节特殊试验

损伤部位	特殊试验
前交叉韧带	前抽屉试验，拉赫曼试验（Lachman test）
后交叉韧带	后抽屉试验，后沉征
侧副韧带	内、外翻应力试验
半月板	麦氏征，赛萨利试验
髌股关节	髌骨研磨试验、单腿下蹲试验
膝关节	浮髌试验
胫骨	单腿跳测试
髌下脂肪垫	霍法氏试验（Hoffa's test）
髌腱	斜板下蹲试验、伸膝抗阻试验

1. 前抽屉试验

患者取仰卧位，屈膝90°，检查者坐在患者患肢足背上以固定下肢，分别在小腿外旋位、中立位、内旋位下，向前牵拉胫骨上端，观察胫骨结节向前移位的程度，应两侧对比。前交叉韧带损伤时患侧胫骨前移范围明显增大（图5-3-1）。

2. 拉赫曼试验（Lachman test）

患者取仰卧位，屈膝15°，检查者一只手固定患者大腿下端，另一只手握住小腿上端，向前方提拉胫骨髁部，胫骨出现异常地向前移动或者明显的髁部撞击感为阳性，应与健侧比较（图5-3-2）。

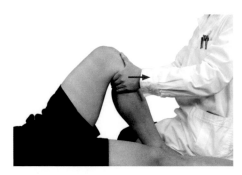

图 5-3-1 前抽屉试验

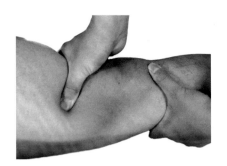
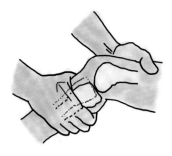

图 5-3-2 拉赫曼试验

3. 后抽屉试验

患者取仰卧位，膝关节屈曲 90°，检查者坐于患侧前足上以使其固定，双手握住患者小腿上端，向后方牵拉小腿，胫骨后移比对侧大 5 mm 者为阳性，提示后交叉韧带损伤（图 5-3-3）。

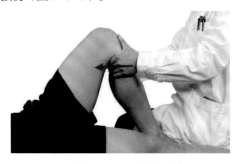

图 5-3-3 后抽屉试验

4. 后沉征

患者取仰卧位，髋关节屈曲 45°，膝关节屈曲 90°。在这个位置，如果后交叉韧带撕裂，由于重力胫骨会向后下降或向后下垂。膝关节屈曲 90°～110° 时，胫骨后移比仅轻微屈曲时更为明显。如果出现凹陷，则提示后交叉韧带损伤（图 5-3-4）。

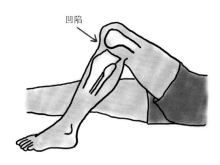

图 5-3-4 后沉征

5. 内、外翻应力试验

患者取仰卧位，膝关节伸展后屈曲，并放置于检查者的腰部和前臂之间。同时，检查者将手置于患者膝关节内侧与外侧，并施加内翻和外翻应力。阳性体征为出现疼痛，提示内侧或外侧副韧带损伤（图 5-3-5）。

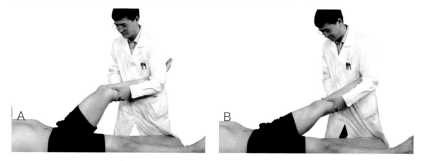

图 5-3-5 内、外翻应力试验
A. 膝关节屈曲；B. 膝关节伸展

6. 麦氏征

患者取仰卧位，检查者一只手按住患侧膝关节，另一只手握住踝关节，将膝关节完全屈曲，然后将小腿极度外旋、外展，或内旋、内收，在保持应力的状态下，将患者膝关节缓缓伸直，过程中出现疼痛或者听到弹响声，即为阳性，提示半月板损伤（图 5-3-6）。

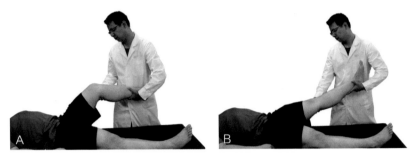

图 5-3-6　麦氏征

7. 赛萨利试验（图 5-3-7）

患者单脚站立，双手前举保持平衡。患者膝关节屈曲 5°，保持屈曲的同时将股骨向内和向外旋转 3 次，先检查健侧腿，再检查患侧腿。然后在膝关节屈曲 20° 时重复该测试。若患者有膝关节内侧或外侧关节间隙不适，为阳性。患者膝关节也可能会出现交锁感或被抓住的感觉。

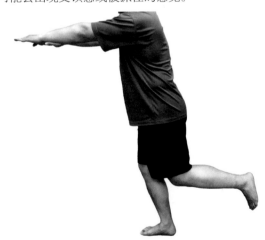

图 5-3-7　赛萨利（Thessaly）试验

8. 髌骨研磨试验（图 5-3-8）

患者取仰卧位，检查者使髌骨与与其相对的股骨髁间关节面互相挤压研磨或上下左右滑动，有粗糙的摩擦感、摩擦声和疼痛不适则为阳性；或检查者一只手用力将髌骨推向一侧，另一只手拇指按压髌骨边缘后面，引起疼痛则为阳性。发病时间长者可出现髌骨活动度减小。

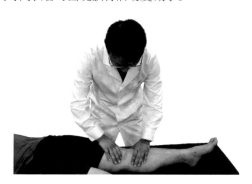

图 5-3-8　髌骨研磨试验

9. 单腿下蹲试验

患者单腿站立，逐渐下蹲到 90°～135° 时出现疼痛、腿发软，蹲下后单腿不能起立为阳性（图 5-3-9）。

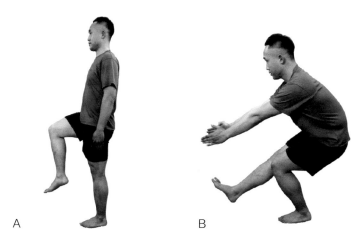

图 5-3-9　单腿下蹲试验

10. 浮髌试验

患者取仰卧位，下肢伸直放松。检查者左手虎口卡于患者髌骨上极，并加压压迫髌上囊，使关节液集中于髌骨底面；右手虎口卡于患者髌骨下极，并向上推。右手示指垂直按压髌骨并迅速抬起，按压时，若髌骨与关节面有碰触感，松手时髌骨浮起，称为浮髌试验阳性（图 5-3-10），提示存在关节积液。

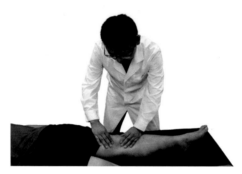

图 5-3-10　浮髌试验

11. 单腿跳测试

患者从静止的单腿站立位跳向前方，着陆后尽量维持平衡，通常从健侧腿开始，然后测量起跳点到着陆点的距离。双侧对比，若胫骨有明确压痛点且患肢无法完成单腿跳测试，则提示存在胫骨应力性骨折（图 5-3-11）。

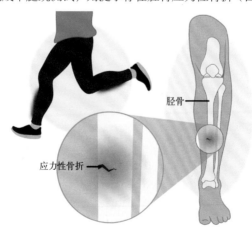

胫骨

应力性骨折

图 5-3-11　单腿跳测试

12. 霍法氏试验（Hoffa's test）

患者取仰卧位，屈膝屈髋90°。检查者双手拇指沿着患者髌骨下方的两侧髌腱压紧，同时让患者伸展膝关节。如果发生疼痛，则为阳性，提示存在髌下脂肪垫撞击综合征。

13. 斜板下蹲试验

准备一块斜板，其倾斜度通常设置在20°～25°，确保斜板的材质能够提供足够的抓地力以防滑倒。患者站立于斜板上，单腿支撑，缓慢下蹲，如若不能完成，也可双腿支撑下蹲，当膝关节屈曲早期髌腱出现明显疼痛为阳性，提示髌腱炎、髌腱损伤可能（图5-3-12）。

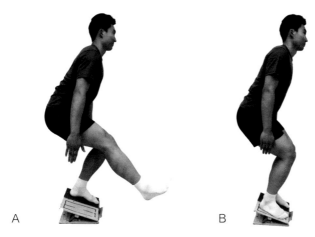

A　　　　　　　　　　　　　　　B

图 5-3-12　斜板下蹲试验

14. 伸膝抗阻试验

患者取仰卧位，屈膝，主动伸膝时，检查者轻按小腿，施以阻力，引出髌腱疼痛则为阳性。

第四节　功能评估

在功能评估中要重视在检查中所发现的膝关节不稳定的情形。尤其是需要做激烈的突然转向、跳跃、急剧减速等动作的运动员，这些动作会造成很大的关节承重。如果患者能毫无困难地完成主动和被动运动测试，则检查者可以通过一系列的功能性测试来查看患者是否有疼痛或其他症状。

一、功能评估测试

单腿跳距离测试：尽可能远地前跳、内侧跳、外侧跳并测量跳跃距离，为了确保安全性和准确性，通常会要求患者在跳跃后保持平衡一小段时间以确认距离（图5-4-1A）。

三级跳：要求患者跳得越远越好，连续跳3次。将健侧下肢跳跃的距离与患侧下肢跳跃的距离进行比较（图5-4-1B）。

交叉跳：在地板上标记一条直线。要求患者单腿连续跳3次，每次都横向越过直线。先测试健侧下肢，然后测试患侧下肢，比较每侧下肢所达到的跳跃平均距离（图5-4-1C）。

单腿跳时间：评估患者单腿跳跃6 m所需的时间。先测试健侧下肢，再测试患侧下肢，通常需要多次进行以确保准确性，并记录最佳成绩（图5-4-1D）。

30 m敏捷性跳跃：这个跳跃测试需要30 m的空间，锥体间隔6 m，当患者跳过锥体时会被计时。先测试健侧下肢，再测试患侧下肢，并比较每侧下肢所达到的平均时间（图5-4-1E）。

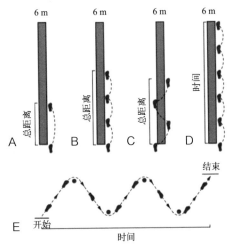

图5-4-1 功能评估测试

单腿跳跃高度测试：患肢执行一个快速的下蹲动作，并迅速起跳，另一只脚在整个过程中不接触地面，然后用同一条腿着陆，并尽量稳定姿势。测量手指触摸刻度板的距离，可使用跳跃垫、红外传感器或运动捕捉设备来进行精确测量（图 5-4-2）。

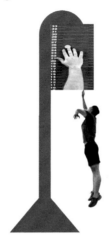

图 5-4-2　单腿跳跃高度测试

连续跳跃测试：患者需要尽可能快地完成指定的 16 次单腿连续跳跃，包括向前、向后和侧向跳跃（图 5-4-3），记录时间。

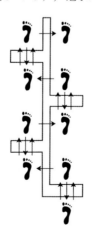

图 5-4-3　连续跳跃测试

30 cm 侧向跳跃：在地面上标记一个 30 cm 的距离，可以用胶带或其他标记物来做边界标记。患者站在标记线的一侧，以一只脚为支撑，准备进行侧向跳跃。在发令之后，患者侧向跳跃至标记线对面，并立即反弹跳回起始位置，如此反复进行。侧向跳跃通常会持续一定时间（如 30 秒或者 1 分钟），或者执行特定次数（如 30 次）。计算在规定时间内成功完成的跳跃次数，或者记录完成特定次数跳跃所需的时间（图 5-4-4）。

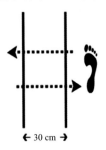

图 5-4-4　30 cm 侧向跳跃

楼梯跳跃试验：患者在楼梯上跳上跳下（建议 20 ～ 25 步）并计时，先测试健侧下肢，再测试患侧下肢（图 5-4-5）。

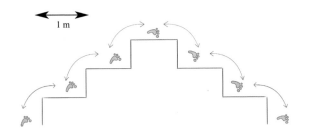

图 5-4-5　楼梯跳跃试验

二、功能评定量表

1. 前交叉韧带损伤后重返运动（ACL-RSI）量表

该量表是评估前交叉韧带损伤患者重返运动心理准备程度的问卷，共有 12 个问题（表 5-4-1）。

表 5-4-1　ACL-RSI 量表

项目	得分（0 ~ 10）
1. 您对重返运动感到紧张吗？	
2. 您对运动时不得不考虑膝关节的问题而感到沮丧吗？	
3. 您运动时感觉放松吗？	
4. 您对重返运动可能会再次造成韧带损伤而感到恐惧吗？	
5. 您害怕运动时不小心伤到膝关节吗？	
6. 您相信膝关节在运动时不会失去控制吗？	
7. 您相信运动时能够完全不考虑膝关节的问题吗？	
8. 您相信膝关节能很好地应对承受压力的情况吗？	
9. 您相信能回到术前的运动水平吗？	
10. 您有信心在运动中表现出色吗？	
11. 您认为术后重返运动再次造成韧带损伤的可能性有多大？	
12. 可能需要再次接受手术和康复治疗的想法会限制您参加运动吗？	
最终得分（平均分）	

2. 恐动症评估量表（TSK-11 量表）

该量表共有 11 个项目，每个项目的答案有"强烈反对""反对""同意"和"强烈同意"，对应分值为 1 ~ 4 分。各项目得分相加为量表最后总分，范围为 11 ~ 44 分，得分越高，说明其恐动症水平越高（表 5-4-2）。

表 5-4-2　TSK-11 量表

目前状态	强烈反对	反对	同意	强烈同意
我担心活动会伤害到我自己				
如果我尝试活动，我的疼痛感就会增加				
我感觉我的身体出现了很严重的问题				
大家不够重视我的医疗情况				
出现疼痛就意味着我的身体受到了伤害				

续表

目前状态	强烈反对	反对	同意	强烈同意
此次身体的意外会威胁到我今后的健康状况				
为了防止疼痛加剧，目前我能做的最保险的事情就是避免不必要的活动，处处小心谨慎				
我如此疼痛的原因是我的身体里存在着一些潜在的危险因素				
疼痛使我知道应该何时停止活动，这样我就不会伤到自己				
我不能做正常人做的事情，因为我太容易受伤了				
任何人在疼痛发作时，他（她）都不应该进行活动				
总分				

3. HSS 膝关节评分

该量表主要包括疼痛、功能、关节活动度、肌力、屈膝畸形、膝关节稳定性 6 个方面以及减分项目。得分越高，说明膝关节功能越好（表 5-4-3）。

表 5-4-3　HSS 膝关节评分

标准	得分
疼痛（30 分）	
任何时候均无疼痛	30 分
行走时无疼痛	15 分
行走时轻微疼痛	10 分
行走时中度疼痛	5 分
行走时严重疼痛	0 分
休息时无疼痛	15 分
休息时轻微疼痛	10 分

标准	得分
休息时中度疼痛	5 分
休息时重度疼痛	0 分
功能（22 分）	
行走、站立无限制	22 分
行走 5 ~ 10 个街区（2.5 ~ 5 km）	10 分
行走 1 ~ 5 个街区（0.5 ~ 2.5 km）	8 分
行走 1 个街区（0.5 km）	4 分
不能行走	0 分
能上楼梯	5 分
能上楼梯，但需要支具	2 分
只能室内行走，不需要支具	5 分
只能室内行走，需要支具	2 分
关节活动度（18 分）	
每活动 8° 记 1 分，最高 18 分	
肌力（10 分）	
优：完全能对抗阻力	10 分
良：部分对抗阻力	8 分
中：能带动关节活动	4 分
差：不能带动关节活动	0 分
屈膝畸形（10 分）	
无畸形	10 分
< 5°	8 分
5° ~ 10°	5 分
> 10°	0 分
膝关节稳定性（10 分）	
正常	10 分
轻微不稳 0° ~ 5°	8 分

续表

标准	得分
中度不稳 5° ~ 15°	5分
严重不稳 > 15°	0分
减分项目	
使用单手杖	−1分
使用单拐杖	−2分
使用双拐	−3分
伸直滞缺 5°	−2分
伸直滞缺 10°	−3分
伸直滞缺 15°	−5分
每 5° 外翻	−1分
每 5° 内翻	−1分
优：> 85 分；良：70 ~ 84 分；中：60 ~ 69 分；差：< 59 分	

4. Lysholm 量表

该量表由 8 个项目组成，总分为 0 ~ 100 分，分数越高表明症状或残疾越少。广泛适用于膝关节韧带损伤、膝关节骨关节炎等方面的评估（表5-4-4）。

表 5-4-4　Lysholm 量表

指标	得分
跛行（5分）	
无	5
轻度或间歇跛行	2
重度或持续跛行	0
支撑（5分）	
完全支撑	5
扶拐	3

指标	得分
不能负重	0
爬楼梯（10分）	
正常	10
轻度受限	6
一次一个台阶	2
不能爬楼梯	0
下蹲（5分）	
正常	5
轻度受限	1
屈膝不能超过90°，不能下蹲	0
步行、跑步和跳跃关节不稳（30分）	
无不稳	30
剧烈活动时偶尔出现	25
剧烈活动时经常出现	20
日常活动时偶尔出现	10
日常活动时经常出现	5
每走一步都出现	0
疼痛（30分）	
无	30
剧烈运动时偶尔轻度出现	25
不稳时出现	20
剧烈运动时明显	15
行走超过2 km时明显	10
行走<2 km时开始明显	5
较重的疼痛持续存在	0
肿胀（10分）	
无	10

指标	得分
有不稳时出现	7
剧烈活动时出现	5
一般活动时出现	2
持续存在	0
大腿肌肉萎缩（5分）	
无	5
腿围萎缩 1 ~ 2 cm	3
腿围萎缩 2 cm 以上	0

第五节　回归运动前评估

针对膝关节相关损伤或疾病的康复治疗应采用循序渐进的方式，每个阶段都建立在前一个阶段的基础上，直到功能恢复。

以膝关节前交叉韧带损伤术后回归运动的评估为例。

（1）患侧股四头肌最大自主等长收缩肌力恢复到健侧下肢的 90%。

股四头肌是前交叉韧带损伤后最重要的肌肉，患侧股四头肌肌力每增加 1%，前交叉韧带再损伤发生率降低 3%。例如，回归运动时患侧股四头肌肌力达到健侧下肢的 80%，则比达到 90% 的患者的损伤风险高 30%。

（2）患侧腘绳肌最大自主等长收缩肌力至少达到健侧下肢的 90%。

（3）患侧单腿屈膝踮脚尖的最大次数至少达到健侧下肢的 90%。

腓肠肌在跳跃和着陆活动中对预防前交叉韧带向前的剪切力起着重要作用，同时也参与防止膝关节受到外翻剪切力的作用。

（4）6 次单腿跳测试的对称性达 90% 以上。

（5）术后至少等待 12 个月（仅限手术患者）回归运动。

术后 12 个月前重返运动场的运动员在 2 年内再次受伤的可能性比正常运动员要高出 6 倍。

（6）建议在重返训练场前完成至少 4 周不受限制的训练。

　　在重返训练场之前，在一个相对安全的环境中接触运动的要求，可以让身体适应所需的训练负荷，并帮助受训者建立信心。在没有接触特定训练任务和训练量至少 4 周的情况下重返赛场，可能会增加再次受伤的风险，并可能使其他组织受伤。训练工作量急剧增加的受训者受伤的可能性比正常运动员要高出 5 ~ 7 倍。负荷的急剧增加与非接触性损伤密切相关。

　　（7）HSS 膝关节评分至少 85 分，Lysholm 评分至少 5 分。

第六章
踝关节损伤的康复评估

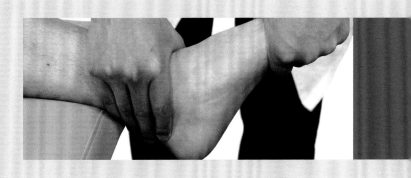

　　踝关节损伤在运动和日常生活中有较高的发生率。踝关节由多个韧带和肌肉组成，是保持身体稳定性和支撑体重的重要关节之一。当踝关节受到损伤时，会造成疼痛、肿胀、活动受限等症状，甚至会影响日常生活和工作。因此，正确的康复评估对于踝关节损伤的康复过程至关重要。康复评估可以帮助了解患者的损伤程度、康复进展情况以及制订合适的康复计划。通过系统的评估和监测，可以有效地指导患者进行适当的康复训练，加速康复过程，恢复踝关节功能和稳定性。

第一节　采集病史

通过询问病史可以了解症状的严重程度和潜在的原因，从而制订最佳的治疗计划。

一、损伤原因

（1）高处坠落、踩到硬物等原因引起的踝关节内翻，可能导致踝关节外侧韧带扭伤甚至外踝骨折。

（2）匍匐、足踝外翻等原因引起的内侧损伤，可能是踝关节内侧韧带扭伤。

（3）长期跳跃训练引起的踝关节中－外侧疼痛或广泛关节内疼痛，可能是距下关节炎。

（4）长期步行引起的足跟后侧或足底疼痛，可能是跟腱炎或足底筋膜炎；关节内广泛疼痛可能是软骨磨损导致的退行性改变。

二、疼痛最明显的部位

（1）足跟上方、内侧疼痛：跟腱炎、足跟痛、跟骨后滑囊炎。

（2）踇趾疼痛或小趾疼痛：踇囊炎、踇外翻、痛风。

（3）前足掌区疼痛：跖骨痛、足底筋膜炎。

（4）足跟、足底疼痛：足底筋膜炎；如果伴有麻木或瘙痒等异常感觉还要考虑莫顿神经瘤。

（5）外踝周围痛：外踝扭伤或骨折，特别是伴有腓骨头下方局限性水肿及关节不稳时，考虑距腓前韧带及跟腓韧带损伤或断裂。除此之外，还可能是骰骨综合征、骰骨骨折及腓骨长肌腱籽骨痛综合征。

（6）内踝或胫骨结节周围痛：踝关节内侧韧带扭伤，如果水肿严重应考虑三角韧带损伤或断裂。

（7）足背疼痛，可伴小腿下部疼痛：腓浅神经卡压综合征。

（8）广泛踝关节内部疼痛：特别是长距离行走时疼痛，考虑距下关节炎。（图6-1-1，6-1-2）

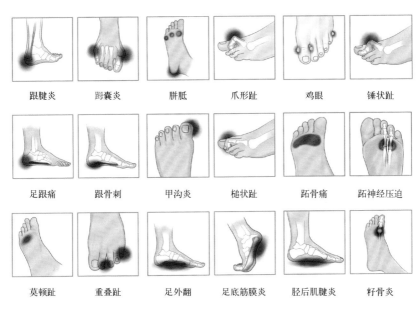

图 6-1-1 常见的足底疾病与疼痛位置示意图

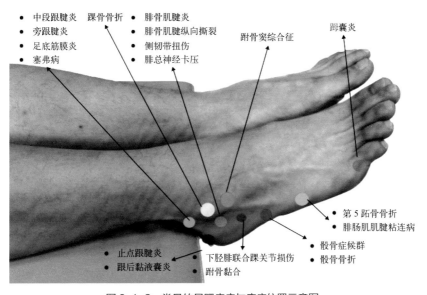

图 6-1-2 常见的足踝疾病与疼痛位置示意图

三、从损伤到就诊的时间

（1）急性期：发病 3 天内。

（2）亚急性期：2 ～ 3 周。

（3）恢复期：3 周～半年。

（4）慢性期：部分足踝损伤 3 个月后未见明显缓解可能预示进入慢性期；但也有疾病发病一年后仍有症状才算慢性期，例如慢性踝关节不稳。进入慢性期的疾病可能因为身体的耐受，疼痛症状已不明显，但反复发作或持续存在的功能障碍成为主要症状。

四、有无神经血管症状

如存在痛觉敏感、足苍白、瘙痒、灼热感、足部皮肤凉等症状，可能还需要与血管神经损伤等疾病相鉴别，例如糖尿病足、静脉血栓、神经炎、丹毒等。

五、损伤后是否负重

损伤早期通常不能负重，随着病情的好转，将逐渐可以负重。能否负重往往也与损伤程度有关。

第二节　一般查体

踝关节损伤的一般查体包括视诊、触诊、动诊、量诊。这些检查有助于检查者全面了解患者的踝关节损伤情况，并为制订治疗方案提供参考。

一、视诊

视诊在临床上起着至关重要的作用。通过仔细观察患者的步态和站立姿势，可以初步判断踝关节是否存在异常。视诊还包括检查踝关节的外形和肿胀情况，以及观察患者的步行方式和踝关节活动范围。这些观察可以帮助检查者确定是否需要进一步的检查或治疗，以便为患者提供最佳的康复方案和预防措施。

1. 负重位的前面观

（1）观察患者的双侧下肢是否对称？是否存在"长短腿""粗细腿"等。

如果有长短腿，考虑下肢不等长，或因代偿性脊柱侧弯而导致的双侧髋关节不等高；如有粗细腿，考虑神经或血管原因，或者慢性损伤导致的局部肌肉萎缩。还应观察步行情况，即是否存在异常步态或跛行。跛行可能是因为疼痛或者肌肉不对称萎缩等原因引起；异常步态原因较广泛，常与神经损伤有关，例如腓总神经损伤引起的足下垂，患者常呈跨越步态。

（2）观察胫骨下端或足踝是否有水肿？双侧胫骨下端水肿可能是代谢相关疾病，单侧胫骨下端水肿应考虑静脉血栓。局部足踝周围水肿可能是韧带或肌肉损伤。

（3）观察足踝的形态。由前上方观察承重站立时的情形：是否有不对称、排列不良或是过度旋前旋后？如有异常，可能是由长期姿势异常、骨骼畸形或损伤、肌肉韧带损伤造成（图 6-2-1 ~ 6-2-3）。Fick 角（足偏角）：足的轴线（第 2 足趾至足跟）与前进方向形成的夹角，与矢状轴成 12° ~ 18°，幼儿从 5° 开始发育（图 6-2-4）。

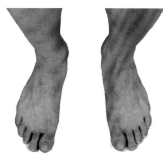

图 6-2-1　足部上面观

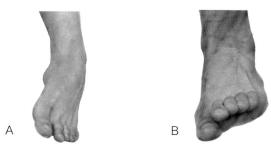

图 6-2-2　非负重足的旋后（A）和旋前（B）

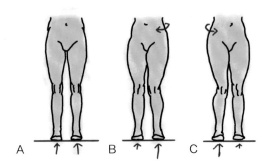

图6-2-3　负重位前面观

A.静态站立；B.躯干向右旋转；C.躯干向左旋转

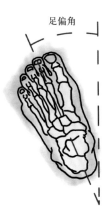

图6-2-4　足偏角

2.负重位的侧面观

观察足弓，内侧纵弓比外侧纵弓高才是完整且功能良好的弹性足弓。内侧纵弓高而尖锐，弧顶向后倾斜，表明距舟关节部位内收内翻、足舟骨外倾内翻，导致足前掌跖屈程度增大，足舟骨向肢体近侧端及后部移动，前足处于旋后姿势；内侧纵弓高度正常，呈圆弧状，表明距舟关节及足舟骨姿势及受力正常，前足处于中立姿势；内侧纵弓极低，中间部位严重扁平，表明足弓与地面接触，距舟关节外展外翻、足舟骨下降并内倾外翻，足部受力向内侧偏移，足舟骨下降，跗骨和跗跖关节打开，前足处于旋前姿势（图6-2-5）。

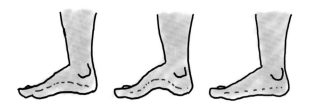

图 6-2-5 侧面观下的正常足弓、高弓足和扁平足

3. 负重位的后面观

由于身体力线或足底压力的改变，身体会做出适应性调整。从背面看，不同的足底疾病可能对应不同的形态（图 6-2-6）。

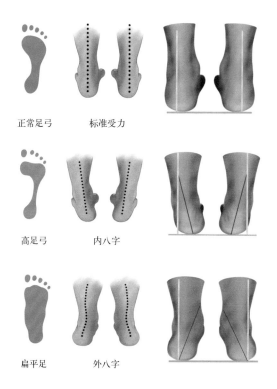

正常足弓　　标准受力

高足弓　　内八字

扁平足　　外八字

图 6-2-6 背面观，不同的疾病对应的足跟形态以及足迹模式

4.非负重位

观察足底有无老茧、足底疣、瘢痕、凹陷，以及足背有无明显肿胀。从前面观察有无塌陷的跖骨弓，正常情况下，在没有承受体重时，可以看见此足弓。若跖骨弓塌陷，在跖骨头处常会出现老茧；从上面观察，可观察到踇外翻（图6-2-7，6-2-8）。

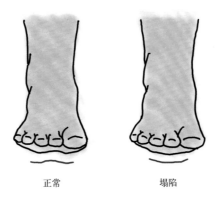

正常 塌陷

图6-2-7　正常足弓与塌陷的足弓

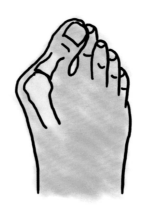

图6-2-8　明显的踇外翻

二、触诊

通过触诊可以评估踝关节的疼痛部位，帮助检查者确定是否存在韧带撕裂、骨折或其他软组织损伤，有助于制订正确的治疗方案和康复计划。

1.体表标志

触诊检查范围应包括踝部和足部的所有骨骼和软组织。检查者应触诊踝关节，寻找最大压痛点和其他压痛部位。常见的体表标志物：内踝、外踝、足舟骨、跟骨、跗横关节、跖趾关节等。内踝疼痛，提示三角韧带损伤或跟胫关节损伤。外踝疼痛，提示跟腓韧带损伤、距腓韧带损伤或跟腓关节损伤。踝关节内侧和外侧都有显著压痛，即便无明显畸形也可能发生骨折，常伴三角韧带和外侧韧带复合体损伤，造成关节不稳定。第1跖趾关节疼痛或肿大畸形，需警惕痛风及踇外翻。足底第1跖骨头或跟骨结节压痛，考虑足底筋膜炎（图6-2-9，图6-2-10）。

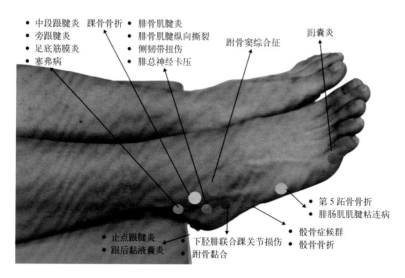

图 6-2-9　足踝触诊解剖上面观

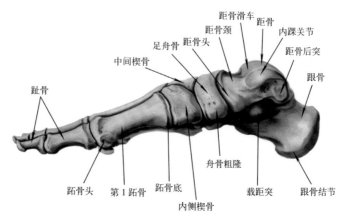

图6-2-10　足踝触诊解剖侧面观

2. 肌筋膜扳机点与疼痛区域

（1）胫骨前肌（图6-2-11）。

1）扳机点位置：位于肌腹的上1/3（从小腿近端1/3过渡到中间1/3）。

2）牵涉痛：踝关节上面的前内侧区域；姆趾后内侧；小腿前内侧至姆趾的狭窄区域。

（2）趾长伸肌（图6-2-12）。

1）扳机点位置：腓骨头远端8 cm处，腓骨长肌和胫骨前肌之间。

2）牵涉痛：足背，包括第2～4趾；小腿远端1/2的前面腹侧。

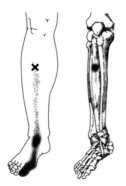

图6-2-11　胫骨前肌常见扳机点和
疼痛区域的前内侧观

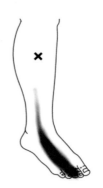

图6-2-12　趾长伸肌常见扳机点和
疼痛区域的前外侧观

（3）踇长伸肌（图6-2-13）。

1）扳机点位置：位于小腿中远1/3交界处的远端，腓骨的前腹侧，趾长伸肌和胫骨前肌之间。

2）牵涉痛：足背第1跖骨和踇趾区域，有时呈细带状放射至扳机点。

（4）腓骨长肌和腓骨短肌（图6-2-14）。

1）扳机点位置如下。

腓骨长肌扳机点：腓骨体之上腓骨头远端2～4 cm。

腓骨短肌扳机点：小腿中下1/3交界处、腓骨长肌肌腱的两侧。

2）牵涉痛：踝关节外侧，以及头侧、尾侧和后方；小腿外侧中1/3处；足背外侧。

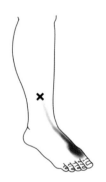 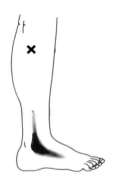

图6-2-13　踇长伸肌常见扳机点和疼痛区域的前外侧观　　图6-2-14　腓骨长肌和腓骨短肌常见扳机点和疼痛区域的侧面观

（5）腓肠肌（图6-2-15）。

1）扳机点位置如下。

扳机点1、2：基本上在肌腹的中央，内、外侧头各一个。

扳机点3、4：分别位于腓肠肌的内、外侧头，接近股骨内、外侧髁，在内、外侧头于股骨内、外侧髁的起点处。

2）牵涉痛如下。

扳机点1：足底内侧；小腿后内侧；腘窝，部分至大腿后侧。

扳机点2～4：位于每个扳机点周围。

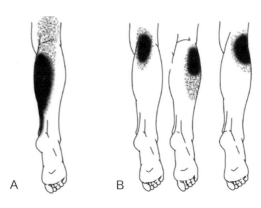

图 6-2-15 腓肠肌常见扳机点和疼痛区域的背面观

A. 内侧头；B. 外侧头

（6）比目鱼肌（图 6-2-16）。

1）扳机点位置如下。

扳机点 1：腓肠肌起点远端 2～3 cm 处，略偏向中线内侧。

扳机点 2：腓骨头附近（小腿外侧）。

扳机点 3：在扳机点 1 的近端，偏向中线外侧。

2）牵涉痛如下。

扳机点 1：跟腱；足跟及其后方；足底；扳机点的近端。

扳机点 2：小腿的上半部分。

扳机点 3：同侧的骶髂关节。

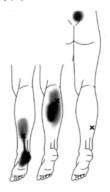

图 6-2-16 比目鱼肌扳机点和疼痛区域的背面观

（7）胫骨后肌、趾长屈肌、跛长屈肌（图6-2-17）。

1）扳机点位置如下。

胫骨后肌扳机点：胫骨后缘外侧和骨间膜的近端1/4，该扳机点只有透过比目鱼肌方可触及。

趾长屈肌扳机点：腓肠肌肌腹正中可触及扳机点，位于腓骨表面的后面，小腿内侧近端1/3处。

跛长屈肌扳机点：小腿后方中下1/3交界处，略偏向腓骨后表面中线外侧，可通过腓肠肌表面触及。

2）牵涉痛如下。

胫骨后肌：跟腱；从扳机点向尾端，经小腿下1/2、足跟、足底放射至第1～5足趾。

趾长屈肌：足底中外侧向前至第2～5趾（主要是放射痛）；外踝和小腿外侧至扳机点。

跛长屈肌：跛趾和第1跖骨的足底侧。

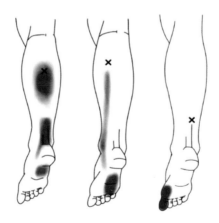

图6-2-17　胫骨后肌、趾长屈肌、跛长屈肌扳机点和疼痛区域的背面观

（8）趾短伸肌、跛短伸肌（图6-2-18）。

1）扳机点位置：肌腹近端1/3处。

2）牵涉痛：足背中央；踝关节附近。

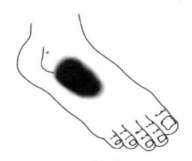

图 6-2-18 趾短伸肌和踇短伸肌扳机点和疼痛区域的外前侧观（足背外侧）

（9）足骨间背侧肌（图 6-2-19）。

1）扳机点位置：位于各个跖骨之间，可从足底和足背侧进行触诊。

2）牵涉痛：各足趾两侧该肌的止点处，并可向足底和足背放射。

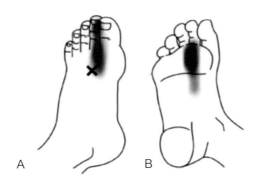

图 6-2-19 足骨间背侧肌常见扳机点及相应疼痛区域

（10）踇展肌、踇短屈肌（图 6-2-20）。

1）扳机点位置如下。

踇展肌扳机点：位于足底内侧缘踇展肌肌腹内。

踇短屈肌扳机点：位于足内侧第 1 跖骨头附近。

2）牵涉痛如下。

踇展肌：足底内侧。

踇短屈肌：第 1 跖骨头的掌侧和内侧，包括第 1 足趾和第 2 足趾。

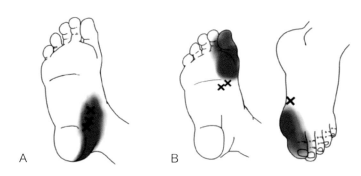

图 6-2-20　踇展肌、踇短屈肌扳机点和疼痛区域

A.足底内侧观，踇展肌的扳机点和疼痛区域；B.足底观和足内侧观，
踇短屈肌的扳机点及疼痛区域

（11）小趾展肌、小趾短屈肌（图 6-2-21）。

1）扳机点位置：小趾展肌扳机点位于足底外侧的肌腹；小趾短屈肌扳机点位于第 5 跖骨跖面。

2）牵涉痛：第 5 跖骨及其外侧区域。

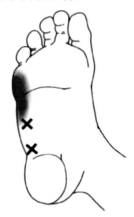

图 6-2-21　小趾展肌和小趾短屈肌的扳机点和疼痛区域的跖面观

（12）趾短屈肌（图 6-2-22）。

1）扳机点位置：足底中部的肌腹内。

2）牵涉痛：第 2 ~ 4 跖骨以及稍远的区域。

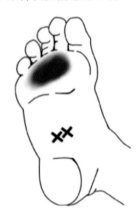

图 6-2-22　趾短屈肌常见扳机点和疼痛区域的跖面观

三、动诊

通过动诊，检查者可以判断患者踝关节和足趾的被动活动能力，判断有无关节活动受限。

1.主动运动

患者常取仰卧位或坐位。踝关节先置于中立位，让患者根据口令自行活动踝关节或足趾。例如踝关节跖屈：从中立位跖屈双踝，达到最大限度。踝关节背屈：从中立位背伸双踝，达到最大限度。如果患者无法完成，预示相关的骨骼、韧带或肌肉可能存在损伤，需进一步检查（图 6-2-23）。

2.被动运动

患者常取仰卧位或坐位。踝关节先置于中立位，再进行被动运动。关节的被动活动度通常较主动活动度大（图 6-2-24）。通常检查者站在患者一侧，右手握住足踝上部，左手予以测试远端一个作用力，进行被动运动的检测。注意测试过程中不能暴力施力，应动作缓慢，根据患者疼痛情况予以调整力度大小，并评估活动范围。也可以在被动运动的过程中感受关节是否有弹响、移位、摩擦感以及疼痛程度的改变。

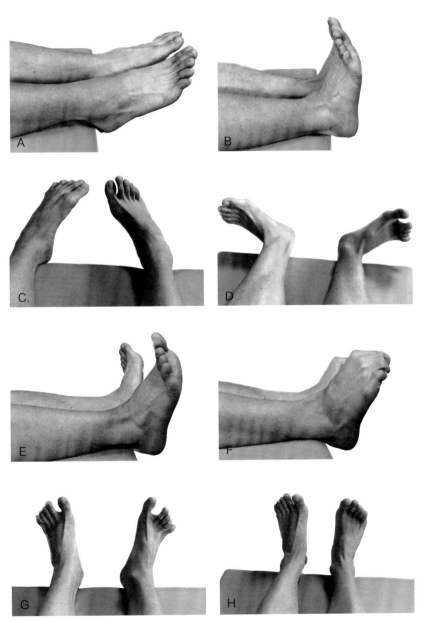

图 6-2-23　主动运动

A.跖屈；B.背屈；C.内翻；D.外翻；E.伸趾；F.屈趾；G.趾外展；H.趾内收

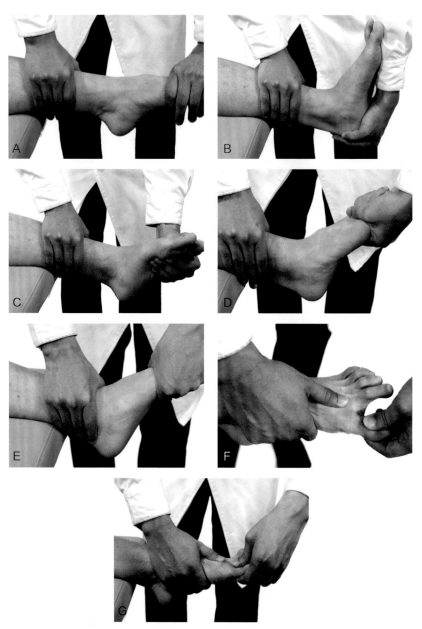

图6-2-24　被动运动

A.跖屈；B.背屈；C.内翻；D.外翻；E.屈趾；F.趾外展；G.趾内收

四、量诊

关节活动度测量常需使用量角器，测量方法如下。

（1）踝关节背屈：患者取仰卧位或坐位（坐位时膝关节屈曲90°），踝关节处于中立位。量角器轴心位于踝中点下约2.5 cm，固定臂与腓骨长轴平行，移动臂与第5跖骨平行（图6-2-25）。正常活动范围：背屈20°～30°。

（2）踝关节跖屈：患者取仰卧位或坐位（坐位时膝关节屈曲90°），踝关节处于中立位。量角器轴心位于踝中点下约2.5 cm，固定臂与腓骨长轴平行，移动臂与第5跖骨平行（图6-2-25）。正常活动范围：跖屈40°～50°。

（3）踝关节内翻：患者取坐位或仰卧位。轴心位于邻近跟骨的外侧面，固定臂与胫骨长轴平行，移动臂与足跟的跖面平行（图6-2-26）。正常活动范围：内翻0°～30°。

（4）踝关节外翻：患者取坐位或仰卧位。轴心位于跖趾关节内侧面的中点，固定臂与胫骨长轴平行，移动臂与足底的跖面平行（图6-2-26）。正常活动范围：外翻30°～35°。

（5）趾外展、内收：患者取坐位或仰卧位。轴心位于第1跖趾关节的背中线，固定臂位于第1跖骨背中线，移动臂位于姆趾近端指骨背中线（图6-2-27）。

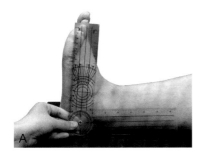
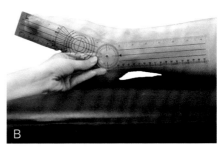

图6-2-25 关节活动度测量（一）

A.踝关节背屈；B.踝关节跖屈

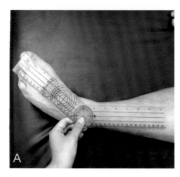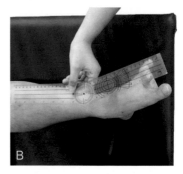

图 6-2-26　关节活动度测量（二）

A. 踝关节内翻；B. 踝关节外翻

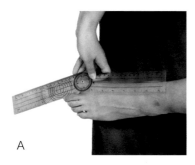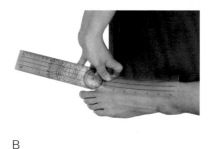

图 6-2-27　关节活动度测量（三）

A. 趾外展；B. 趾内收

五、肌力评估

　　肌力评估主要采用徒手肌力检测法。检查前应先给予患者必要的解释说明，取得患者的配合，必要时给以示范。抗重力检查后行抗阻力检查，抗阻力必须使用同一强度。抗阻力检查不能应用于 2 个关节以上，阻力应加在被测关节的远端（非肢体远端）。选择适当的测试时机，疲劳、运动后或饱餐后不宜进行测试。骨折未愈合、严重骨质疏松、关节及周围软组织损伤、关节活动度极度受限、严重的关节积液和滑膜炎等为徒手肌力检查的禁忌证。踝关节周围肌肉的具体评估方法见表 6-2-1。

表6-2-1　踝关节周围肌肉的肌力评估

踝关节周围肌肉	0级	1级	2级	3级	4、5级
腓肠肌、比目鱼肌	未触及肌肉收缩	侧卧位，嘱患者踝跖屈时可触及肌肉收缩，关节无活动	侧卧位，无重力影响下，踝可主动跖屈	仰卧位或俯卧位，可主动跖屈，不可抗阻力	仰卧位或俯卧位，膝伸直（测腓肠肌）或膝屈曲（测比目鱼肌），踝跖屈，阻力加于足掌（图6-2-28）
胫前肌	未触及肌肉收缩	仰卧位，嘱患者踝背屈及足内翻时可触及肌肉收缩，关节无活动	仰卧位，无重力影响下，踝可主动踝背屈、足内翻	坐位，可主动踝背屈，足内翻，不可抗阻力	坐位，小腿下垂，踝背屈并足内翻，阻力加于足背内缘（图6-2-29）
胫后肌	未触及肌肉收缩	仰卧位，嘱患者踝内翻及跖屈时可触及肌肉收缩，关节无活动	仰卧位，无重力影响下，可主动跖屈踝、足内翻	同侧侧卧位，可主动跖屈踝、足内翻，不可抗阻力	向同侧侧卧，足在床沿外，足内翻并踝跖屈，阻力加于足内缘（图6-2-30）
腓骨长、短肌	未触及肌肉收缩	仰卧位，嘱患者足外翻时于外踝后方可触及肌肉收缩，关节无活动	仰卧位，无重力影响下，可主动跖屈踝、足外翻	对侧侧卧位，可主动踝跖屈、足外翻，不可抗阻力	向对侧侧卧，使对足的足外翻，阻力加于足外缘（图6-2-31）

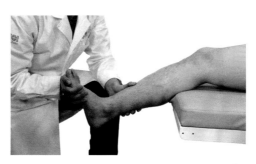

图6-2-28　腓肠肌、比目鱼肌4、5级肌力评估

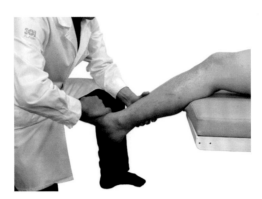

图 6-2-29　胫前肌 4、5 级肌力评估

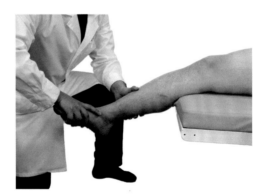

图 6-2-30　胫后肌 4、5 级肌力评估

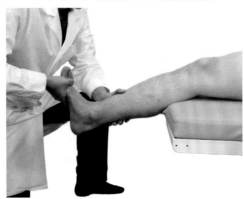

图 6-2-31　腓骨长、短肌 4、5 级肌力评估

六、踝关节肿胀程度测量——8字形踝肿胀测量（图6-2-32）

患者坐在床上，双足伸直并让踝关节垂出床沿，踝呈正中位。检查者使用皮尺测量肿胀，先把皮尺的末端放在胫前肌腱与外踝的中点，再把皮尺往内侧拉，穿过足背到舟骨粗隆，然后拉皮尺穿过足部的足弓到靠近第5跖骨的基部，接着穿过胫前肌腱包围整个踝之后到内踝，再绕过跟腱，最后回到外踝，重复3次取平均值。

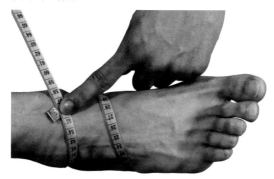

图6-2-32　8字形踝肿胀测量

第三节　特殊试验

踝关节特殊试验（表6-3-1）是用来评估踝关节功能和稳定性的一种重要方法。通过进行不同的特殊测试，检查者可以检查踝关节周围的韧带、肌肉和神经的功能状态，以便确定踝关节是否存在损伤。

表6-3-1　踝关节特殊试验

损伤结构/疾病	测试
距腓前韧带	前抽屉试验
跟腓韧带	距骨倾斜测试
胫腓韧带联合	Cotton 测试
韧带联合	小腿挤压试验
跟腱断裂	Thompson 试验

一、前抽屉试验（图 6-3-1）

主要用来检查距腓前韧带是否受伤。患者取仰卧位，放松踝关节，检查者固定胫骨与腓骨，使踝关节保持在 20° 跖屈，将距骨由踝关节向前拉；若有明显的向前位移则为阳性。膝关节屈曲 90°，检查者固定踝关节与距骨，将胫骨与腓骨相对于距骨向后推；若有过度的向后位移则为阳性，提示距腓前韧带损伤。

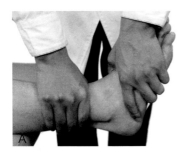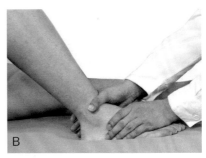

图 6-3-1　前抽屉试验

二、距骨倾斜测试（图 6-3-2）

主要用来判断跟腓韧带是否断裂。患者取仰卧位或侧卧位，屈膝，放松腓肠肌，检查者将距骨由一侧向另一侧倾斜（即内翻动作）。如果距骨出现过度内翻，提示跟腓韧带断裂。

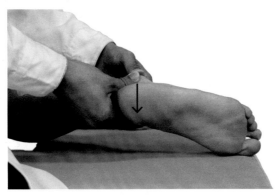

图 6-3-2　距骨倾斜测试

三、Cotton 测试

主要用来评估因胫骨和腓骨分离造成的下胫腓韧带联合不稳定。检查者一只手固定胫骨远端，另一只手推移足跟部，如果向外过度移位超过 3 mm 则为阳性，提示下胫腓韧带联合损伤。

四、小腿挤压试验（图 6-3-3）

患者取仰卧位，检查者捏住患者小腿中段，将胫骨与腓骨挤压在一起。检查者向足踝方向的小腿位置施以同样的挤压，若小腿有疼痛，且确定无骨折、挫伤及腔室症候群，则提示韧带联合损伤可能。

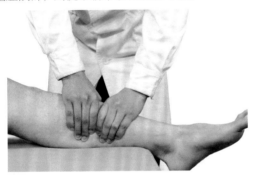

图 6-3-3 小腿挤压试验

五、Thompson 试验（跟腱断裂试验）（图 6-3-4）

患者俯卧或跪在床上，将双足伸出床外，检查者在患者放松的情况下挤压患者小腿后侧肌肉。若挤压时踝关节无被动跖屈动作出现，则为阳性。

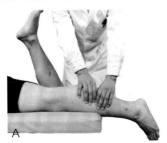
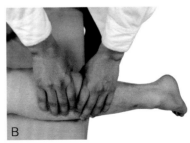

图 6-3-4 Thompson 试验

第四节　功能评估

功能评估使用特定的、可衡量的测试来确定个人是否能够安全地承受运动的特定要求。

一、静态平衡测试

患者在患腿支撑下站立至少 10 秒钟，看是否可以保持稳定的姿势。如果可以维持，代表静态平衡良好，如果不能维持，则提示可能存在平衡功能障碍，原因可能是肌肉损伤、关节不稳等（图 6-4-1）。

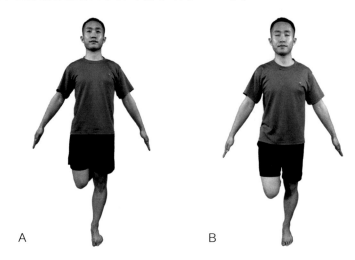

图 6-4-1　静态平衡测试
A. 睁眼单腿站立；B. 闭眼单腿站立

二、侧跳试验

受试者用患侧下肢单腿站立，在地板上相距 30 cm 的两条平行胶带之间来回跳跃，要求受试者在 30 秒内尽可能多地跳跃。记录成功跳跃的次数（不接触胶带）。触碰胶带记录为错误，如果错误跳跃超过 25%，则在 3 分钟的休息期后进行第二次 30 秒的测试。

为了对侧跳试验进行评分，需要计算下肢对称指数，以确定左右腿差异是否正常。肢体对称指数定义为受累肢体得分与非受累肢体得分之比，以百分比表示。

受累肢体得分 / 非受累肢体得分 × 100 = 腿部对称指数（LSI）。

肢体对称性评分＞90 通常被归类为正常。

该检查易于执行，可准确检测踝关节不稳（图 6-4-2）。

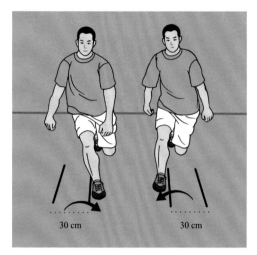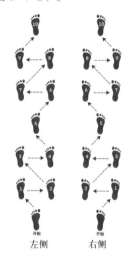

图 6-4-2　侧跳试验

三、单肢跳跃试验

患者使用患足，在一块 120 cm×60 cm（大约）的板上进行一系列跳跃，该板在相对于足跟的 4 个方向上形成 15° 的斜坡：向上、向下、横向和内侧。将患侧完成时间与标准时间或患者未受伤的下肢完成时间进行比较。

四、Y 平衡试验

患者站在中心踏板上，右（左）足抬离地面，在右腿保持单腿站立的同时，尽可能通过左（右）足推动指示盒达到最远端。测试顺序分为右前、左前、右后内侧、左后内侧、右后外侧和左后外侧。每个方向测量 3 次，取最远一次成绩。为了表示到达距离占肢体长度的百分比，将归一化值计算为到达距离除以肢体长度再乘以 100%。综合距离是 3 个距离方向之和除以 3 倍肢体长度，然后乘以 100%（图 6-4-3）。若综合分数＜95%，提示支撑腿可能存在较高损伤风险；若双侧差异 > 5%，提示左右侧支撑腿力量或平衡差异较大。

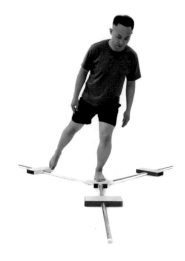

图 6-4-3　Y 平衡试验

五、8 字形跳跃测试

患者以 8 字形模式在相距 5 m 的两个锥体之间尽可能快地单腿跳。时间小于 12 秒即正常（图 6-4-4）。

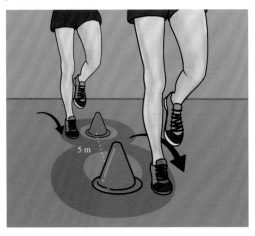

5 m

图 6-4-4　8 字形跳跃测试

六、足踝能力评估量表

足踝能力评估（FAAM）量表最初于 2005 年在《国际足踝杂志》上发布，主要用于踝关节不稳的评估。FAAM 量表是由患者完成的评估量表，由日常活动子量表（21 个评分项目）和运动子量表（8 个评分项目）组成，其中回答选项使用李克特量表 5 分制选项（分别为 4 到 0 分）。每个子量表的分数范围从 0 分（最低功能）到 100 分（最高功能）（表 6-4-1）。

表 6-4-1　FAAM 量表

FAAM 日常生活活动量表					
请用最能准确描述您的选项来回答您过去一周内的状况。如果有的活动不是因踝关节问题而不能完成，请标记适用（N/A）。					
	不困难	轻微困难	中等困难	极度困难	无法达成	N/A
站立					
在平坦的地面上行走					
不穿鞋在平坦的地面上行走					
走上山坡					
走下山坡					
上楼梯					
下楼梯					
在不平坦的地面上行走					
阶梯上下控制					
蹲着					
踮起脚尖					
行走启动					
步行 5 分钟或更少					
步行约 10 分钟					
步行 15 分钟或更多					

	不困难	轻微困难	中等困难	极度困难	无法达成	N/A
家庭责任						
日常活动						
个人护理						
轻度到中度的工作（站立、行走）						
繁重的工作（推/拉、攀爬、携带）						
娱乐活动						

在日常活动中，您如何评价您当前的功能水平？从 0 到 100，其中 100 是您在足或踝出现问题之前的功能水平，0 是无法执行任何日常活动

FAAM 运动量表

因为您的足和踝，您有多少困难：

	不困难	轻微困难	中等困难	极度困难	无法达成	N/A
跑步						
跳跃						
冲刺						
迅速的启动和停止						
剪切/横向移动						
影响度低的活动						
用您的正常技术执行活动的能力						
参与您想要的运动的能力						

您如何评价您在当前运动相关活动中的功能水平？从 0 到 100，其中 100 是您在足或踝出现问题之前的功能水平，0 是无法进行任何运动

总体而言，您如何评价您目前的功能水平？

普通的	几乎正常	不正常	严重异常

七、踝与后足功能评分量表

1994 年，美国足踝外科检查者协会（American Orthopaedic Foot and Ankle Soctety，AOFAS）制定并推荐了踝与后足功能评分系统，包括患者自评和检查者检查，共 9 个项目，指标有疼痛、功能和自主活动、支撑情况、最大步行距离（街区数）、地面步行、反常步态、前后活动（屈曲加伸展）、后足活动（内翻加外翻）、踝 – 后足稳定性（前后，内翻 – 外翻）、足部力线。此量表满分 100 分（表 6-4-2）。

表 6-4-2　AOFAS 踝与后足功能评分量表

项目	结果	分数
1. 疼痛	40 分：无 30 分：轻度，偶尔 20 分：中度，常见 0 分：重度，持续	
2. 功能和自主活动、支撑情况	10 分：不受限，无须支撑 7 分：日常活动不受限，娱乐活动受限，需要扶手杖 4 分：日常和娱乐活动受限，需要扶手杖 0 分：日常和娱乐活动严重受限，需要扶车、扶拐、轮椅、支架	
3. 最大步行距离（街区数）	5 分：大于 6 个 4 分：4 ~ 6 个 2 分：1 ~ 3 个 0 分：小于 1 个	
4. 地面步行	5 分：任何地面无困难 3 分：走不平地面、楼梯、斜坡及爬梯时有困难 0 分：走不平地面、楼梯、斜坡及爬梯时很困难	
5. 反常步态	8 分：无或轻微 4 分：明显 0 分：严重	
6. 前后活动（屈曲加伸展）	8 分：正常或轻度受限（大于 30°） 4 分：中度受限（15° ~ 29°） 0 分：重度受限（小于 15°）	

项目	结果	分数
7. 后足活动（内翻加外翻）	6分：正常或轻度受限（75% ~ 100% 正常） 3分：中度受限（25% ~ 74% 正常） 0分：重度受限（小于25% 正常）	
8. 踝 - 后足稳定性（前后，内翻 - 外翻）	8分：稳定 0分：明显不稳定	
9. 足部力线	10分：优，跖行足，踝 - 后足排列正常 5分：良，跖行足，踝 - 后足明显排列成角，无症状 0分：差，非跖行足，严重排列紊乱，有症状	
总 分：		

八、坎伯兰踝关节不稳量表

坎伯兰踝关节不稳量表（Cumberland ankle instability tool，CAIT）是对踝关节稳定性进行诊断和分级的量表，包括9个问题，要求患者对左侧和右侧踝关节分别进行评分，每个问题根据选项数量的不同而赋予不同分值，单侧踝关节最高得分为30分（表6-4-3）。

表6-4-3　坎伯兰踝关节不稳量表

	左踝	右踝
1. 我的踝关节感觉疼痛		
从来没有	☐	☐
运动的时候	☐	☐
在不平的路面上奔跑时	☐	☐
在平整的路面上奔跑时	☐	☐
在不平的路面上行走时	☐	☐
在平整的路面上行走时	☐	☐
2. 我的踝关节感觉不稳定	左踝	右踝
从来没有	☐	☐
在运动中有时会有（并非每次运动都有）	☐	☐
在运动中经常会有（每次运动都有）	☐	☐
在日常生活中有时会有	☐	☐
在日常生活中经常会有	☐	☐

续表

	左踝	右踝
3. 当我做急转身时会感觉踝关节不稳定		
从来没有	☐	☐
奔跑时，偶尔会有	☐	☐
奔跑时，经常会有	☐	☐
行走时会有	☐	☐
4. 下楼梯时我的踝关节感觉不稳定		
从来没有	☐	☐
快速行走时	☐	☐
偶尔会有	☐	☐
经常会有	☐	☐
5. 以单腿站立时我的踝关节感觉不稳定		
从来没有	☐	☐
以足尖着地支撑身体时	☐	☐
以全脚掌着地支撑身体时	☐	☐
6. 我的踝关节在如下情况中感觉不稳定		
从来没有	☐	☐
单腿跳来跳去时	☐	☐
原地单腿跳时	☐	☐
双腿跳起时	☐	☐
7. 我的踝关节在如下情况中感觉不稳定		
从来没有	☐	☐
在不平的路面上奔跑时	☐	☐
在不平的路面上慢跑时	☐	☐
在不平的路面上行走时	☐	☐
在平整的路面上行走时	☐	☐
8. 当我将要发生明显崴脚动作时，我能控制住		
立即	☐	☐
经常	☐	☐
偶尔	☐	☐
从不	☐	☐
我从来不崴脚	☐	☐
9. 当崴脚发生后，我的踝关节多久能恢复正常		
立即	☐	☐

续表

不超过 1 天	☐	☐
1 ~ 2 天	☐	☐
超过 2 天	☐	☐
我从来不崴脚	☐	☐

总分 _____

患者的单侧踝关节评分 ≤ 27 分，即被认为该侧踝关节存在功能性踝关节不稳。

第五节　回归运动前评估

损伤程度决定了愈合所需的时间。踝关节骨折恢复运动时间和骨折愈合情况有关，适当的康复可以缩短这一时间。根据疼痛和损伤的严重程度，大多数踝关节外侧扭伤且不涉及韧带完全断裂的患者可以在几天内恢复工作，伴韧带轻度撕裂的患者可能需要佩戴支具，并在大约两周内恢复工作，3 ~ 4 周恢复正常的工作和生活。对于涉及韧带完全断裂或更严重损伤的患者，可能在 6 ~ 8 周，甚至更长时间内无法恢复正常的工作和生活。

踝关节损伤几乎限制了参与运动的所有能力。在回归运动之前，从损伤中恢复的运动员应具有足够的踝稳定性和功能，以安全地参加比赛并避免再次受伤。

功能性测试有助于判断损伤后能否回归正常运动，条件如下。

（1）疼痛和肿胀已明显改善或消退。

（2）关节活动度完全恢复。

（3）患侧踝关节或小腿肌力至少达到健侧的 90%。

（4）可以在没有不稳定或明显疼痛的情况下完成单腿跳跃及弓步下蹲。

（5）可以全速进行特定运动的动作，且不会出现不稳定、明显的疼痛或第二天肿胀。

（6）患者在身体和心理上都已做好充分的准备。

第七章
肩关节损伤的康复评估

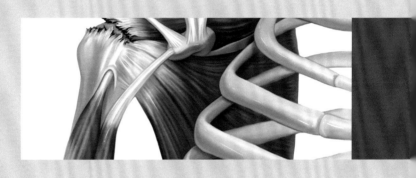

　　肩关节，又称盂肱关节，是连接上肢与躯干的一组结构，由肱骨头与肩胛骨关节盂共同构成。广义的肩关节是由盂肱关节、肩锁关节、肩胛胸壁关节和胸锁关节4个关节共同组成。肩关节的构成使上肢在人体活动中的活动度最大，4个关节的病变也会限制肩关节的活动，进而引起整个上肢的功能障碍。本章内容将着重描述肩关节的评估，探讨如何通过患者的病史和体格检查来确定疼痛与功能障碍背后的原因，为患者恢复目标功能提供指导。

第一节　采集病史

正确地采集病史在评估中起着重要的作用。通过详细的病史采集，可以建立初步的鉴别诊断，从而指导后续的评估工作。病史包括主诉、现病史、既往史、治疗史、功能史以及并发症等。此外，患者的生活方式、康复目标和期望、职业和家庭状况也不容忽视。

（1）年龄：随着年龄的增长，关节囊以及肌腱等软组织逐渐退变，肩关节的功能逐渐降低，肩关节受伤的风险增加。

（2）疼痛发生前有无急性创伤？受伤后立即出现疼痛提示肩关节结构损伤，而迟发性疼痛往往提示肌腱拉伤、软骨挫伤或软组织轻微撕裂伤。

（3）疼痛是否与活动有关？最近几个月内是否执行了新的训练方案，或改变了既往训练习惯／日常活动？训练方式（单杠、杠铃等）、训练量（如一周的训练天数，每次训练的持续时间）、训练强度近期是否发生改变？明确什么活动会引发疼痛有助于诊断。例如，与过头运动有关的肩部疼痛是肩袖损伤的典型表现。

（4）什么时候开始出现疼痛的？疼痛持续 2～3 天，为急性期，主要原因是炎症；疼痛持续 2～4 周，为亚急性期，是急性期症状消失的时期，也是部分组织进行修复的时期；疼痛持续 2～3 个月，为慢性期，表现为以关节挛缩为主的功能障碍。

（5）疼痛的程度及疼痛情况如何？疼痛越接近皮肤的表层组织，疼痛部位就越具体，而疼痛越接近关节的深层组织，疼痛部位就越模糊。评估疼痛发生的部位时，最复杂的组织是关节囊和滑膜，当这些组织发生炎症时，由于游离神经末梢密度增加，容易发生疼痛。

（6）有无压痛？压痛在什么位置？因为压痛是判断病情的重要指标，压痛意味着目标组织存在某种功能障碍。在肩关节挛缩的病例中，周围肌肉的压痛多数是由发生挛缩的肌肉肌内压增高造成的，挛缩的肌肉多为关节附近的深层肌肉。因此，应熟练掌握深层肌肉的触诊技术。

（7）疼痛的肩关节是否肿胀（关节积液）或发红？肩关节受伤后迅速肿胀多由于关节内出血，提示严重损伤，如肌腱韧带撕裂。慢性期的关节积液或滑囊炎多表现为夜间弥散性疼痛，白天疼痛好转。

（8）是否有神经损伤？ C5、C6 颈神经发生损伤时，其支配的皮节会感到疼痛，即与肩关节高度一致的前、后胸部，以及上臂、前臂、手部的外侧；而其支配的肌肉会表现为无力，甚至萎缩。例如，肌皮神经受损时，肩上方疼痛，前臂外侧皮肤感觉减退伴屈肘无力；肩胛上神经受损时，肩上方至后方疼痛，冈上肌与冈下肌无力；腋神经受损时，肩下方疼痛，三角肌萎缩；肩胛背神经损伤时，常表现为肩胛骨内侧缝的疼痛（表 7-1-1）。

表 7-1-1　肩、背部的臂丛神经分布

名称		脊髓节段	分布
锁骨上分支	肩胛背神经	C4 ~ C5	肌支：菱形肌、肩胛提肌 皮支：肩胛骨内侧
	胸长神经	C5 ~ C7	前锯肌
	肩胛上神经	C5 ~ C6	肌支：冈上肌、冈下肌 皮支：肩关节囊上方至后方
锁骨下分支	腋神经	C5 ~ C6	肌支：三角肌、小圆肌 皮支：肩关节囊下方、上臂外侧区上部
	肩胛下神经	C5 ~ C7	肌支：肩胛下肌、大圆肌 皮支：肩关节囊前方
	肌皮神经	C5 ~ C7	肌支：喙肱肌、肱二头肌、肱肌 皮支：肩关节囊上方、前臂外侧皮肤
	胸外侧神经	C5 ~ C7	胸小肌
	胸背神经	C6 ~ C8	背阔肌
	胸内侧神经	C8 ~ T1	胸大肌

第二节　一般查体

一般查体为临床基础检查之一，主要包括视诊、触诊、动诊和量诊。主要目的是了解患者肩关节的情况，初步筛查患者疼痛以及受限的原因并为后续制订康复计划提供依据。

一、视诊

1.肩关节周围组织结构

（1）正面观：正面观察时，肩关节周围可见锁骨、胸大肌、肱二头肌和斜方肌等组织结构（图7-2-1）。

（2）背面观：背面观察时，肩关节周围可见三角肌后束、冈上肌和冈下肌等组织结构（图7-2-2）。

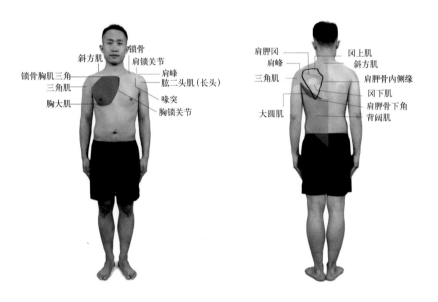

图7-2-1　肩关节正面观　　　　　　图7-2-2　肩关节背面观

2.正常肩部姿势（图7-2-3）

正常的姿势依赖于肌肉、韧带、筋膜、骨组织等的静态平衡功能，通过从不同方向观察，可得知患者身体结构是否处于正常位置。

（1）正面观：双眼平视前方，头颈直立，耳屏上缘与眶下缘中点、肩峰与锁骨等高对称，双侧胸锁乳突肌、斜方肌与三角肌束发育对称。

（2）背面观：头后枕部、颈椎和胸椎处于同一垂直线，双侧肩胛骨等高且紧贴胸壁，背部肌肉饱满且对称。

（3）侧面观：耳屏与肩峰处于同一直线上，颈、胸、腰曲度正常，斜方肌、三角肌中束发育饱满。

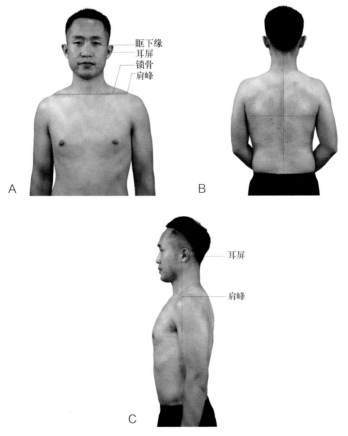

图 7-2-3　正常肩部姿势

A. 正面观；B. 背面观；C. 侧面观

3. 异常肩部姿势

主要观察肩关节有无肌肉萎缩、肿胀、畸形，以及肢体位置等，应该暴露肩关节进行检查，并将结果与健侧进行对比，避免漏诊。

（1）翼状肩胛：如果前锯肌和斜方肌无力，可使肩胛骨失去紧贴胸壁的能力。当肩胛骨运动时，因失去牵拉作用而翘起，形成似蟋蟀翅膀样的畸形，临床据此特征而命名为翼状肩胛（图7-2-4）。

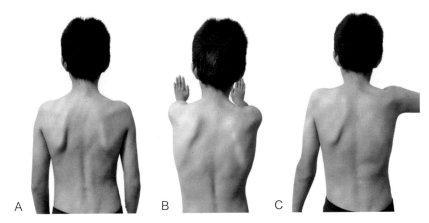

图7-2-4 翼状肩胛

A.休息时；B.向前推时显现翼状耸出；C.尝试完全外展时

（2）三角肌萎缩：腋神经损伤导致三角肌萎缩甚至瘫痪，失去圆隆的外形。此时表现为肩关节不能外展，肩及前臂外上部的皮肤感觉障碍（图7-2-5）。

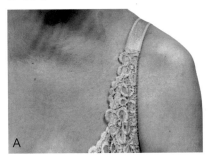
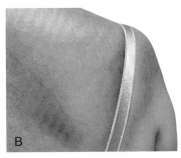

图7-2-5 三角肌萎缩

（3）肩关节脱位：肩关节因其关节囊与韧带松弛而薄弱，成为最不稳定的关节。肩关节脱位是最常见的关节脱位，约占50%。脱位时会出现"方肩畸形"，肩峰下有空虚感，腋窝可触及脱位的肱骨头，Dugas征阳性（图7-2-6）。

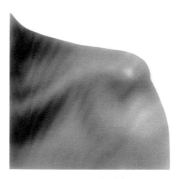

图 7-2-6　肩关节脱位

二、触诊

1. 压痛的触诊

寻找肩关节压痛点是触诊的首要步骤，应熟知肩关节的常见压痛点，了解疼痛的性质。压痛点主要在肩峰前下方、肩锁关节、喙突、肱二头肌腱沟等部位。压痛对于疾病的定性有一定的提示意义。例如，大结节的压痛提示肩峰下滑囊炎、冈上肌与冈下肌肌腱炎和肩袖损伤；小结节的压痛提示肩胛下肌肌腱炎；结节间沟的压痛提示肱二头肌长头肌腱问题；检查喙突压痛时，因胸小肌、肱二头肌短头和喙肱肌共同附着在喙突，对其附着点进行准确按压很重要。除此之外，应该结合动诊，判断肩关节活动时有无磨擦感及弹响（图 7-2-7 ~ 7-2-10）。

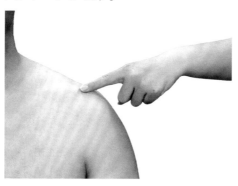

图 7-2-7　肩峰的触诊

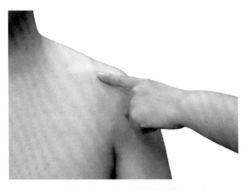

图 7-2-8　喙突的触诊

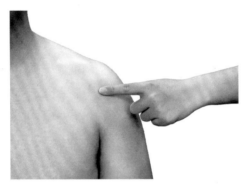

图 7-2-9　大结节的触诊

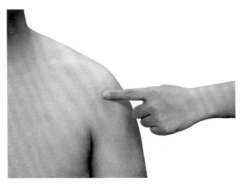

图 7-2-10　小结节的触诊

2.肌筋膜扳机点与疼痛区域

（1）斜方肌。

1）扳机点位置：扳机点 1 位于斜方肌上束边缘处；扳机点 2 位于斜方肌上束与中束连接处；扳机点 3 位于肩胛冈中点附近的上方；扳机点 4 位于肩峰；扳机点 5 位于肩胛骨内侧缘的内侧中部和外侧下部。

2）牵涉痛：环绕外耳上、下和后方的整个颅骨侧面，颈椎周围，肩胛冈上方，肩胛骨内侧缘的周围（图 7-2-11）。

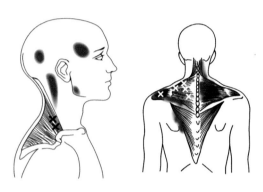

图 7-2-11　斜方肌疼痛区域

（2）菱形肌。

1）扳机点位置：肩胛骨内侧缘的内侧。

2）牵涉痛：肩胛骨内侧缘及其周围、冈上窝（图 7-2-12）。

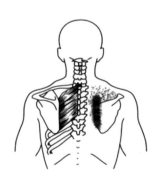

图 7-2-12　菱形肌疼痛区域

（3）肩胛提肌。

1）扳机点位置：肩胛提肌的中下部，即肩胛上角的上方约 1.3 cm 处周围。

2）牵涉痛：颈椎下段和胸椎上段的外侧、肩胛骨内侧缘和肩胛上角周围、肩峰后下侧（图7-2-13）。

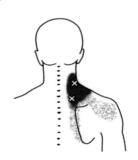

图7-2-13　肩胛提肌疼痛区域

（4）冈上肌。

1）扳机点位置：扳机点1位于冈上窝的中部、内侧部；扳机点2位于肩峰处。

2）牵涉痛：肩关节顶部、三角肌外缘和整体手臂的外侧（图7-2-14）。

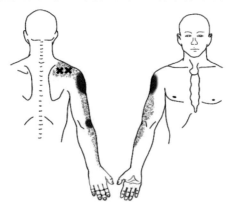

图7-2-14　冈上肌疼痛区域

（5）冈下肌。

1）扳机点位置：冈下窝的中部和内侧部。

2）牵涉痛：肩胛骨内侧缘的内侧、整体手臂的外侧、手掌桡侧和手背（图7-2-15）。

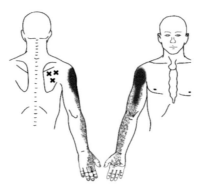

图7-2-15 冈下肌疼痛区域

（6）小圆肌。

1）扳机点位置：肩胛骨外侧缘上部。

2）牵涉痛：肩关节的外侧和后下侧（图7-2-16）。

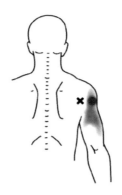

图7-2-16 小圆肌疼痛区域

（7）大圆肌。

1）扳机点位置：扳机点1位于肩胛下角附近；扳机点2位于大圆肌外侧缘与腋后襞交界处。

2）牵涉痛：三角肌后方、肱三头肌及其周围和前臂的背侧（图7-2-17）。

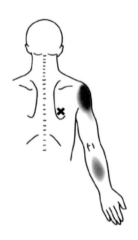

图 7-2-17　大圆肌疼痛区域

（8）肩胛下肌。

1）扳机点位置：肩胛下窝外侧部。

2）牵涉痛：肩关节后方、肩胛骨背面和腕关节背侧及周围（图 7-2-18）。

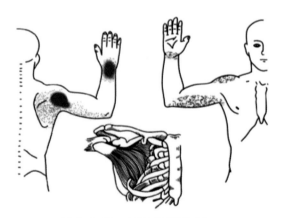

图 7-2-18　肩胛下肌疼痛区域

（9）三角肌。

1）扳机点位置：三角肌的前侧、外侧和后侧。

2）牵涉痛：肩关节的前、外、后侧和上臂的外侧（图 7-2-19）。

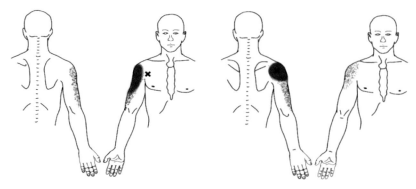

图 7-2-19　三角肌疼痛区域

（10）前锯肌。

1）扳机点位置：中下段肋骨的外侧面。

2）牵涉痛：中下段肋骨及其周围和肩胛骨下角的内侧（图7-2-20）。

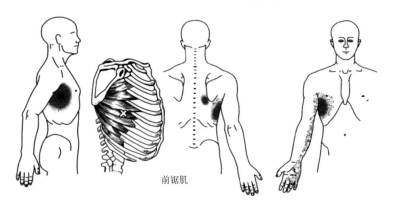

前锯肌

图 7-2-20　前锯肌疼痛区域

（11）胸大肌。

1）扳机点位置：扳机点1位于靠近腋窝的胸大肌肌腹区域；扳机点2位于靠近胸骨的胸大肌肌腹区域。

2）牵涉痛：整个胸部及其周围、肩关节前方和手臂掌面的尺侧（图7-2-21）。

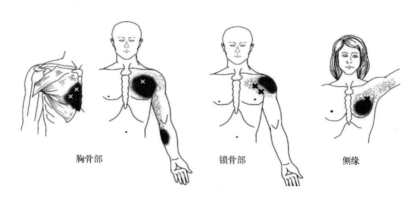

胸骨部　　　　　锁骨部　　　　　侧缘

图 7-2-21　胸大肌疼痛区域

（12）胸小肌。

1）扳机点位置：喙突前方。

2）牵涉痛：整个胸部、肩关节前方、手臂与手掌的尺侧和第 3 ～ 5 指的掌面（图 7-2-22）。

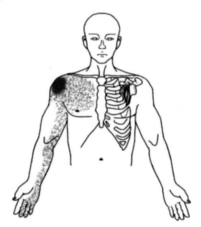

图 7-2-22　胸小肌疼痛区域

三、动诊

检查肩关节的主动运动及被动运动活动度，包括肩关节前屈与后伸、内收与外展、内旋与外旋。肩关节疾病会伴有肩关节活动受限，如主动活动受限、被动活动良好，考虑存在巨大肩袖损伤或者神经损伤；而主动活动受限、被动活动受限，首先考虑存在冻结肩的可能。另外，检查者可以根据关节运动终末感分析关节活动受限的性质，判断是生理性还是病理性的运动终末感。当然，疾病的诊断还需要结合很多其他因素来综合判断。

1. 主动运动活动度检查

主动运动检查应在站立位进行。过程中观察患者肩关节是否能稳定自如地移动，是否存在其他关节的合并运动以及其他肌肉的代偿动作。运动过程中是否出现疼痛，以及疼痛的部位和时间等。

（1）肩关节（盂肱关节）（图7-2-23）。

内收与外展：肩关节内收与外展应以实际角度为准，例如肩关节内收0°，外展170°。

水平内收与外展：水平内收130°，水平外展90°。

外展90°时内旋与外旋：内旋70°，外旋90°。

前屈与后伸：前屈170°，后伸60°。

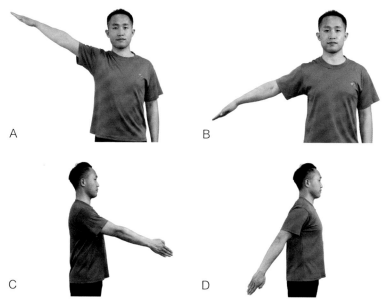

图 7-2-23　肩关节主动运动

A. 外展；B. 内收；C. 前屈；D. 后伸

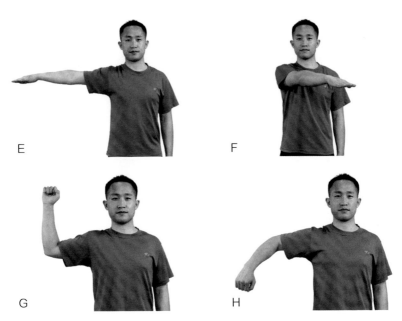

图 7-2-23（续）

E. 水平外展；F. 水平内收；G. 内旋；H. 外旋

（2）肩胛胸壁关节。

肩胛胸壁关节不是一个真正解剖学概念的关节，而是肩胛骨的前面和胸廓后外侧面之间的一个衔接面，在肩关节运动中发挥着重要的作用。其运动主要是使肩胛骨上提与下沉、前伸与后缩以及上旋与下旋。

在正常的肩关节活动中，盂肱关节的外展和肩胛胸壁关节的上旋之间存在运动节律或时间顺序。上臂的外展与前屈活动由肩肱关节和肩胛胸壁关节共同完成，肩关节外展至 30° 或前屈至 60° 时，肩胛骨是不发生移动的。肩关节继续外展或前屈时，肩胛胸壁关节参与，但当肩关节外展或者前屈超过这个角度以后肩胛骨开始移动，其方式是向上旋转。肩关节每外展 15°，肱骨上抬 10°，同时肩胛骨上回旋 5°，两者比例为 2 ∶ 1。当肩关节外展至 90° 以上时，每外展 15° 时，肱骨上抬 5° 的同时肩胛骨上回旋 10°，两者比例为 1 ∶ 2，此称为正常肩关节的肩肱节律（图 7-2-24）。

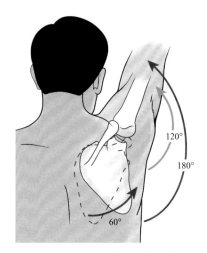

图 7-2-24　肩肱节律的运动

2. 被动运动活动度检查

　　如果主动运动范围不足，且检查者在主动运动过程中无法测试患者的运动终末感，则应进行被动运动来确定关节终末感以及被动运动范围。所执行的被动动作与主动动作相同。正常情况下，被动运动至终末时产生一种关节囊内的、不受随意运动控制的运动。因此，被动运动范围略大于主动运动（图 7-2-25）。

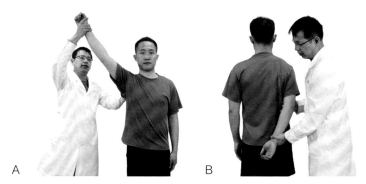

A   B

图 7-2-25　被动运动

A. 外展；B. 内收

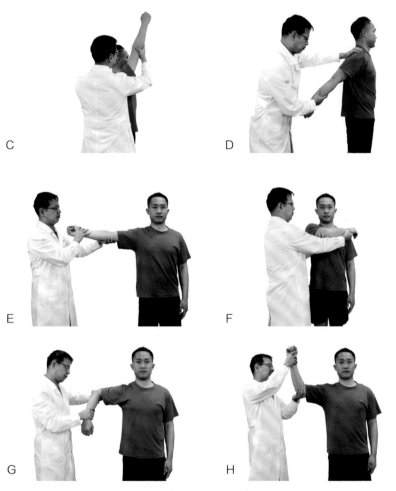

图 7-2-25（续）

C.前屈；D.后伸；E.水平外展；F.水平内收；G.内旋；H.外旋

四、量诊

1.活动度的测量

在动诊的基础上，也需测量肩关节的活动度。它可以直接判断肩关节的活动是否正常，以及受限程度。治疗前后的角度对比也能够作为治疗是否有效的一个指标。肩关节的前屈与后伸以实际测量的角度为准。

（1）前屈：在坐位或站立位进行，前臂处于中立位，关节角度尺轴心位于肩峰。正常活动范围为 0°～170°。检查时应避免躯干伸展和肩关节外展等代偿运动（图 7-2-26）。

（2）后伸：通常在坐位或立位进行，前臂处于中立位，关节角度尺轴心位于肩峰。正常活动范围为 0°～60°。检查时应避免肩胛骨前倾、上抬、外展等代偿运动（图 7-2-27）。

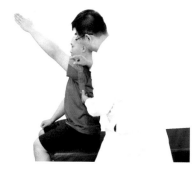 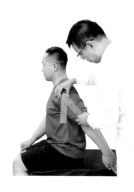

图 7-2-26 测量肩关节前屈的活动度　　图 7-2-27 测量肩关节后伸的活动度

（3）外展：通常在坐位或站立位进行，肩关节屈曲、伸展均呈 0°，前臂旋前，手掌向前方，关节角度尺轴心位于肩肱关节后方。正常活动范围为 0°～170°。检查时应避免肩关节上抬、外旋等代偿运动（图 7-2-28）。

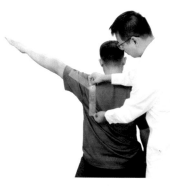

图 7-2-28 测量肩关节外展的活动度

（4）内收：患者体位、角度尺的摆放位置、注意事项，与测量肩关节外展相同。因肩关节屈曲、伸展呈0°时，手臂处于躯干外侧，此时正常活动范围为0°。如起始位肩关节处于屈曲20°～45°时，上肢可从躯体前方向内做内收运动，故此时正常活动范围为0°～45°（图7-2-29）。

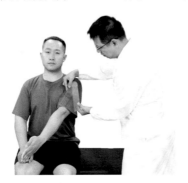

图7-2-29　测量肩关节内收的活动度

（5）水平外展：通常在坐位进行。肩关节90°屈曲，内旋。关节角度尺轴心位于肩峰顶部。

正常活动范围为0°～90°。检查时应避免躯干旋转或屈曲等代偿运动（图7-2-30）。

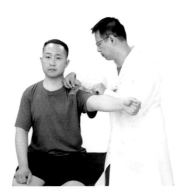

图7-2-30　测量肩关节水平外展的活动度

（6）水平内收：通常在坐位进行。肩关节外展90°，内旋。关节角度尺轴心位于肩峰顶部。

正常活动范围为 0°～130°。如起始位与水平外展起始位相同，则正常活动范围为 0°～45°。检查时应避免躯干旋转或屈曲等代偿运动（图 7-2-31）。

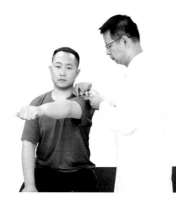

图 7-2-31　测量肩关节水平内收的活动度

（7）内旋：通常在坐位进行。肩关节外展 90°，肘关节屈曲 90°，前臂旋前并与地面平行。关节角度尺轴心位于尺骨鹰嘴。正常活动范围为 0°～70°。检查时应避免躯干屈曲、肘关节伸展、肩胛骨上抬等代偿运动（图 7-2-32）。

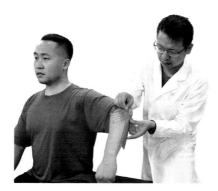

图 7-2-32　测量肩关节内旋的活动度

（8）外旋：患者体位、角度尺的摆放位置、注意事项，与测量内旋的方法相同。正常活动范围为 0°～90°（图 7-2-33）。

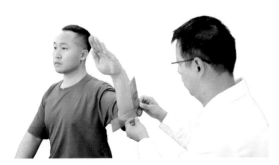

图 7-2-33　测量肩关节外旋的活动度

2. 徒手肌力检查

肌力是指肌肉骨骼系统在负荷下，肌肉为了维持姿势、启动动作或控制运动而进行收缩，从而产生的力量。肌肉收缩分为等长收缩与等张收缩，其中等张收缩又分为向心收缩和离心收缩。徒手肌力检查是检查一组肌群在某一个运动方向上的随意收缩能力。肩关节的徒手肌力检查常采用 Lovett 分级法的评定标准，具体标准见表 7-2-1。

表 7-2-1　Lovett 分级法

分级	名称	评级标准
0	零（zero，0）	未触及肌肉的收缩
1	微弱（trace，T）	可触及肌肉的收缩，但不能引起关节活动
2	差（poor，P）	解除重力的影响，能完成全关节活动范围的运动
3	可（fair，F）	能抗重力完成全关节活动范围的运动，但不能抗阻力
4	良好（good，G）	能抗重力及轻度阻力，完成全关节活动范围的运动
5	正常（normal，N）	能抗重力及最大阻力，完成全关节活动范围的运动

（1）前屈。

主要原动肌：三角肌前束。

检查方法：患者上肢自然下垂，肘关节轻度屈曲，前臂呈旋前位（手掌面向下）。检查者一只手固定其上肢，另一只手在肘关节处施加向下的阻力，患者抗阻完成肩关节屈曲动作（图7-2-34）。

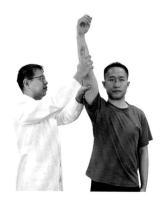

图7-2-34　肩关节前屈肌力检查

（2）后伸。

主要原动肌：背阔肌、大圆肌、三角肌后束。

检查方法：内收、内旋（手掌向上）完成肩关节伸展动作。检查者一只手固定其上肢，另一只手于肘关节处施加向下的阻力，患者抗阻完成肩关节伸展动作（图7-2-35）。

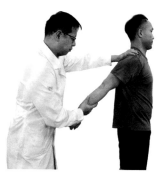

图7-2-35　肩关节后伸肌力检查

（3）外展。

主要原动肌：三角肌中束、冈上肌。

检查方法：上肢自然下垂，肘关节轻度屈曲，手掌向下，完成外展动作。检查者一只手固定其上肢，另一只手于肘关节附近施以向下的阻力，患者抗阻完成肩关节外展动作（图7-2-36）。

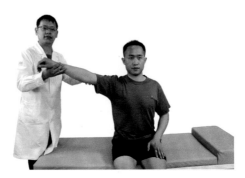

图7-2-36　肩关节外展肌力检查

（4）水平内收。

主要原动肌：胸大肌。

检查方法：肩关节90°外展，肘关节轻度屈曲。检查者于患者肘关节内侧施以水平向外的阻力，患者抗阻完成肩关节水平内收动作（图7-2-37）。

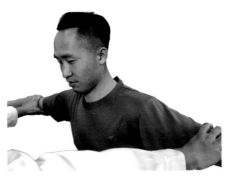

图7-2-37　肩关节水平内收肌力检查

（5）外旋。

主要原动肌：冈下肌、小圆肌。

检查方法：患者肩关节外展90°并内旋70°，肘关节屈曲90°。检查者一只手固定其上肢，另一只手握住其腕关节近端并施加向后的阻力，患者前臂用力向前、上方抬起以完成肩关节外旋（图7-2-38）。

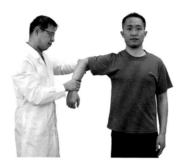

图7-2-38　肩关节外旋肌力检查

（6）内旋。

主要原动肌：肩胛下肌、胸大肌、背阔肌、大圆肌。

检查方法：患者肩关节外展并外旋90°，肘关节屈曲90°。检查者一只手固定其上肢，另一只手握住其腕关节近端并施加向后的阻力，患者前臂用力向前、下方以完成肩关节外旋（图7-2-39）。

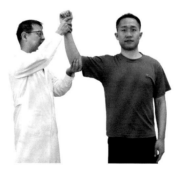

图7-2-39　肩关节内旋肌力检查

第三节　特殊试验

特殊试验主要为疼痛或功能障碍的原因提供初步筛查，并为下一步诊疗提供思路，例如判断疼痛来源是神经、肌肉还是韧带，是否需要进行影像学检查、手术干预或保守康复治疗等（表 7-3-1）。

表 7-3-1　肩关节特殊试验

损伤结构	特殊试验
肩关节撞击（肱骨大结节与肩峰撞击）	霍金斯肯尼迪测试、肩峰撞击诱发试验
肩袖损伤（冈上肌）	落臂试验、空罐试验
肩袖损伤（冈下肌）	坠落试验、外旋试验、外旋抗阻试验
肩袖损伤（小圆肌）	吹号征
肩袖损伤（肩胛下肌）	压腹试验、抬离试验
SLAP 损伤（盂唇）	曲柄 - 挤压旋转试验、动态挤压试验
肱二头肌肌腱损伤	速度试验、肱二头肌抗阻试验
肩关节不稳	肩关节恐惧试验

一、霍金斯肯尼迪测试

　　检查者取站立位，将患者手臂屈曲至 90° 并用力将其肩关节内旋，此测试可以在肩关节不同屈曲角度以及水平内收角度进行，若有疼痛现象，则为阳性。阳性提示肩关节撞击或冈上肌损伤（图 7-3-1）。

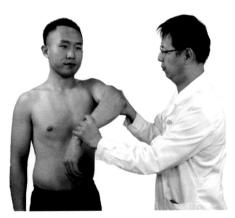

图 7-3-1　霍金斯肯尼迪测试

二、肩峰撞击诱发试验

也称为前屈上举试验，检查者站立于患者背后，一只手固定肩胛骨，另一只手保持肩关节内旋位，使患肢拇指尖向下，然后使患侧肩前屈过顶，如有疼痛则为阳性。原理是内旋时肱骨大结节以及肩袖肌腱与肩峰前下缘发生撞击（图 7-3-2）。

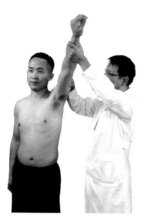

图 7-3-2　肩峰撞击诱发试验

三、落臂试验

检查者被动抬高患臂至上举外展 90° ~ 100°，不予支持患臂不能自主支撑而发生臂坠落和疼痛即为阳性，提示冈上肌损伤及巨大肩袖撕裂（图 7-3-3）。

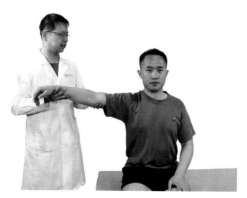

图 7-3-3　落臂试验

四、空罐试验

患者手臂在没有旋转的情况下外展 90°，检查者嘱患者手臂内旋及向前呈 30°，拇指在肩胛平面朝向地面，检查者施加一阻力于手臂上，若手臂出现无力和疼痛即为阳性，提示冈上肌肌肉或肌腱断裂（图 7-3-4）。

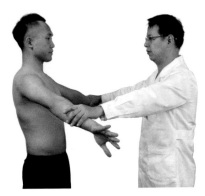

图 7-3-4　空罐试验

五、坠落试验

与落臂试验不同，患者站立位，肩关节在肩胛骨平面外展 90°，屈肘 90°，检查者使患者肩关节外旋达最大限度，嘱患者自行保持该位置，患者无力保持，手从上方坠落，致肩呈内旋位为阳性，提示冈下肌、小圆肌损伤（图 7-3-5）。

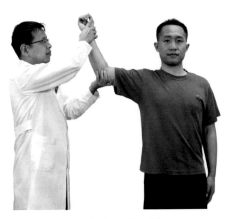

图 7-3-5　坠落试验

六、外旋试验

双上臂紧贴胸壁，屈肘 90°，做外旋动作，无法完成为阳性，提示冈下肌、小圆肌损伤（图 7-3-6）。

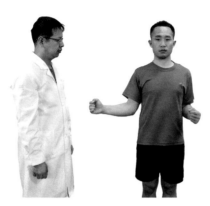

图 7-3-6　外旋试验

七、外旋抗阻试验

患者肩处于内收位，屈肘 90°，肘部位于体侧并夹紧。嘱患者抗阻力将双肩外旋，使双手远离体侧，若出现肩部疼痛则为阳性，提示冈下肌、小圆肌损伤（图 7-3-7）。

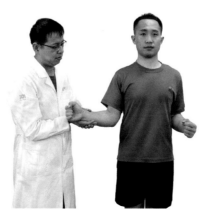

图 7-3-7　外旋抗阻试验

八、吹号征

正常做吹号姿势时需要肩关节外旋，如果主动外旋肌力丧失，外展肩关节以代偿即为阳性表现，提示冈下肌及小圆肌巨大损伤（图7-3-8）。

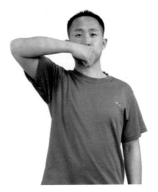

图7-3-8　吹号征

九、压腹试验

患者将手放置于腹部，手背向前，屈肘90°，注意肘关节不要贴近身体，检查者将患者手向前拉，嘱患者对抗阻力做压腹动作，力量减弱为阳性，提示肩胛下肌上部分肌束损伤（图7-3-9）。

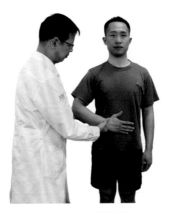

图7-3-9　压腹试验

十、抬离试验

患者取站立位，并将手置于身后腰椎中段，检查者嘱患者抵抗阻力将手抬离后背。无法完成该动作则提示肩胛下肌受损。若过程中，肩胛骨出现异常动作，则提示肩胛骨不稳定。若能抬离，检查者施力将手往回推，以测试肩胛下肌肌力（图 7-3-10）。

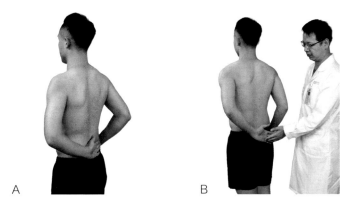

A B

图 7-3-10　抬离试验

十一、曲柄－挤压旋转试验

患肩外展上举160°，肘关节屈曲约90°。检查者一只手使肱骨做旋转运动，另一只手向肱骨轴向施力，患者产生疼痛和弹响为阳性，提示上盂唇损伤（图 7-3-11）。

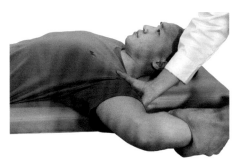

图 7-3-11　曲柄－挤压旋转试验

十二、动态挤压试验

患者肩关节屈曲 90°，水平内收 15°，维持最大内旋角度，肘关节完全伸直。检查者在患者前臂远端施加向下的力，嘱患者与之对抗，若出现肩关节前方疼痛，而手掌向上做同样检查时疼痛消失为阳性。肩锁关节或盂肱关节疼痛，或听到咔嗒声即为阳性。如果肩锁关节疼痛，即提示肩锁关节功能障碍，如果盂肱关节疼痛，则提示存在由前往后的盂唇损伤（图 7-3-12）。

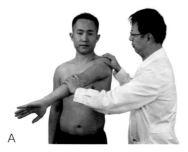
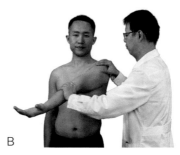

图 7-3-12　动态挤压试验

十三、速度试验

患者取站立位，健侧前臂旋后、肘部伸直。患臂前屈 90°，检查者在前臂远端施加向下的阻力，嘱患者继续前屈臂部。肱二头肌出现疼痛，则为阳性，提示存在肱二头肌腱鞘炎或肌腱炎。阳性结果还有可能是由 SLAP 损伤 II 型导致的，若施加旋后阻力出现无力现象，则应怀疑是否有肱二头肌末端的 II 度或 III 度损伤（图 7-3-13）。

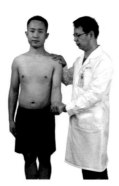

图 7-3-13　速度试验

十四、 肱二头肌抗阻试验

患者取站立位，上臂位于体侧，肘关节屈曲，前臂旋前 90°。检查者握住患者手腕上方，阻抗患者的主动旋后动作。若肱二头肌肌腱部位出现疼痛即为阳性，提示存在肱二头肌肌腱炎或肌腱损伤（图 7-3-14）。

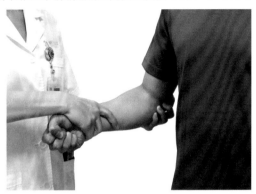

图 7-3-14　肱二头肌抗阻试验

十五、肩关节恐惧试验 1

患者取仰卧位，将其手臂外展 90°，肘部屈曲 90°，轻柔地将前臂外旋至 90°。患者若表现出恐惧且有将要脱位的感觉即为阳性，提示肩关节前方不稳定。不伴有恐惧感的疼痛特异性相对较低（图 7-3-15）。

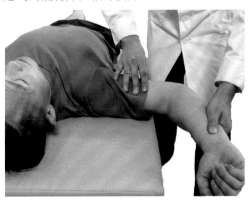

图 7-3-15　肩关节恐惧试验 1

十六、肩关节恐惧试验 2

患者取仰卧位或坐位，检查者将患者肩关节在肩胛平面上抬 90°，一只手稳定肩胛骨，另一只手在患者肘部施加一个向后的力，施加压力时，检查者同时将患者手臂水平内收及内旋，若患者出现惊恐表情，或患者抗拒动作继续进行，为阳性，提示肩关节不稳定（图 7-3-16）。

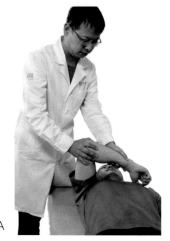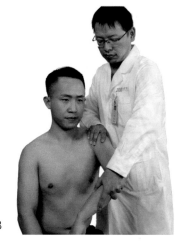

图 7-3-16　肩关节恐惧试验 2

A. 仰卧位；B. 坐位

第四节　功能评估

一、携球测试

起始位患者手持一个 3 kg 的药球，保持肩关节前屈 90°，肘关节屈曲 90°（图 7-4-1A）。随后患者外展肩关节至 90° 并完全伸肘（图 7-4-1B），完成后上肢回到起始位（图 7-4-1C）。然后手持药球向上推举至上肢完全伸直（图 7-4-1D），完成后上肢再次回到起始位（图 7-4-1E）。如果手没有放回原位，肘部没有完全伸直，肩膀在中间位置，或者没有拿住球，则不算次数。另一侧肢体重复该测试。记录 1 分钟次数。此测试可评估上肢的灵活性与稳定性。

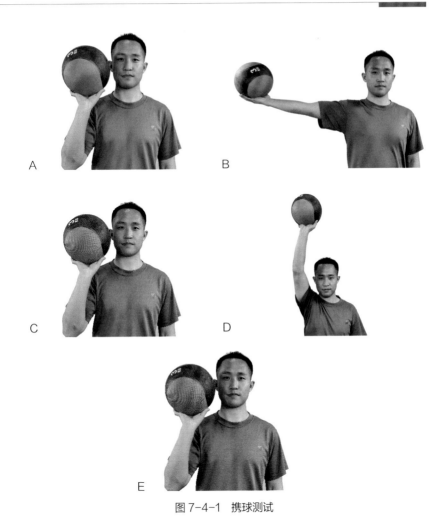

图 7-4-1　携球测试

二、扔球快速抓住测试

起始位患者单手持球，前臂保持旋前位，肩关节前屈 90°，肘关节屈曲 90°。随后向上抛球，同时前臂快速旋后并接球，最后回到起始位。如果患者丢球，没有回到起始位置，没有以前臂旋后向上接球，或者患者的肩关节和肘关节没有保持屈曲 90°，则不算次数。另一侧肢体重复该测试。记录 1 分钟次数。此测试可评估上肢在抓球过程中的准确性与敏捷性（图 7-4-2）。

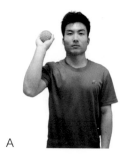 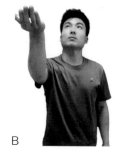 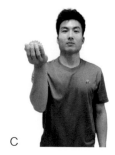

图 7-4-2 扔球快速抓住测试

三、改良版闭合动力链测试

受试者俯卧撑姿势，双足与肩同宽。保持双手支撑的位置，指示其将一只手轻拍支撑手的背面，然后将手返回到起始位置。如果患者无法完成动作，则不算次数，患者的手落在胶带上或胶带内不算次数。记录 1 分钟完成次数。此测试可评估上肢力量、稳定性以及核心稳定能力（图 7-4-3）。

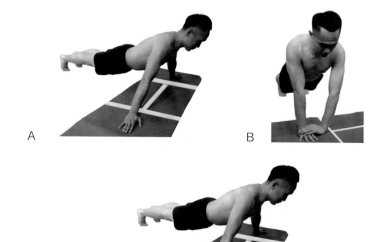

图 7-4-3 改良版闭合动力链测试

四、木棍绕肩测试

患者双手握住木棍两端，伸肘，两侧肩关节由体前侧开始前屈至头顶，随后绕过头顶至身后，使木棍触至腰骶部，最后重复动作返回至起始位置。如果患者在此过程中肘关节没有保持伸直，将木棍从头顶侧方绕至身后，或倾斜肩部、摆动身体，则不算次数。记录1分钟完成次数。此测试可评估上肢整体灵活性（图7-4-4）。

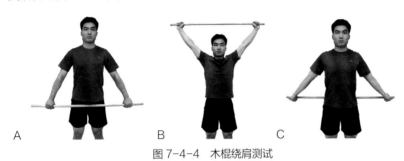

图7-4-4　木棍绕肩测试

五、壶铃推举测试

患者单手握住一个4 kg的壶铃，壶铃把手朝下，肩关节前屈90°，肘关节屈曲90°，前臂保持中立位。然后快速将壶铃推至头顶，完成后返回到起始位置。如果患者在推至最高处时没有完全伸直肘关节，没有保持肩关节前屈170°，或过程中无法保持核心稳定，侧倾身体，使用髋膝踝代偿动作，则不算次数。另一侧肢体重复该测试。记录1分钟完成次数。此测试可评估上肢在过顶运动中的力量、稳定性及爆发力（图7-4-5）。

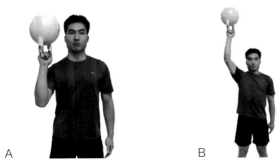

图7-4-5　壶铃推举测试

六、问卷调查

肩关节 HSS 评分问卷是一种用于评估肩关节功能和活动的测量工具，其内容包括：疼痛评分、功能评分、压痛评分、特殊试验检查评分和活动度评分等（表 7-4-1）。通过该评分问卷，检查者可全面了解患者的肩功能状况，并制订相应的治疗计划。

表 7-4-1　肩关节 HSS 评分问卷

标准	得分
疼痛（30 分） （无 = 6 分，轻 = 3 分，中 = 2 分，重 = 0 分） 1. 运动 2. 不超过头顶运动 3. 日常活动 4. 坐着休息 5. 睡眠	
功能受限（28 分） （无 = 7 分，轻 = 4 分，中 = 2 分，重 = 0 分） 1. 做手过头顶的运动 2. 不使用肩关节的运动 3. 手能摸到头顶 4. 日常生活中的一般活动	
压痛（5 分） 无 = 5 分，1～2 个部位压痛 = 3 分，2 个以上部位无痛 = 0 分	
撞击征（15 分） 无 = 15 分；有 = 0 分	
外展征（12 分） 无 = 12 分；有 = 0 分	
内收征（5 分） 无 = 5 分；有 = 0 分	
活动度（5 分） 在任一平面每丢失 20° 减 1 分，最多减 5 分	
优：90～100 分；良：70～89 分；可：50～69 分；差：50 分以下	

第五节　回归运动前评估

（1）手术或受伤部位的组织已充分愈合。

影像学检查显示损伤已修复或者重建的结构充分愈合。撞击综合征和前侧不稳定的非手术治疗，愈合时间是康复治疗开始后 8 ~ 12 周；关节镜减压肩袖部分撕裂重建，愈合时间是术后 12 ~ 16 周；SLAP 的 I 度和 II 度损伤，愈合时间是术后 8 周；SLAP 的 III 度损伤，愈合时间是术后 16 ~ 20 周；关节镜下盂唇修复，愈合时间是术后 16 ~ 18 周；盂唇或前关节囊损伤修复，愈合时间是术后 14 周。肩关节进行主被动运动时，无明显疼痛（VAS < 3 分）

（2）临床检查合格。

达到无痛全关节活动范围，拥有足够的肌力（尤其是肩袖、肩胛骨和核心肌群），等长测试下至少达到健侧肌群的 85%。通过特殊试验检查（例如 SLAP 测试、Hawkins 检查、肱二头肌负载测试），无阳性体征。经医生允许开始重返运动。

（3）患侧功能已达到健侧的 85%，且已建立正确的运动模式，完成目标动作时无其他肌肉代偿。

（4）患者已做好回归运动的心理准备。

第八章
肘关节损伤的康复评估

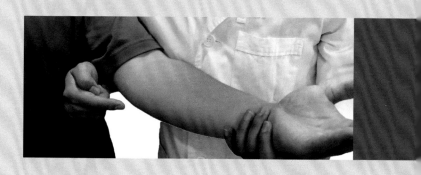

    肘关节损伤的康复评估是一项评估患者肘关节功能和康复进展的重要流程。旨在通过系统性测试和观察，了解患者在肘部受伤或手术后的康复状况。评估内容通常包括病史采集、一般检查、特殊试验、功能评估和回归运动前评估等方面。通过评估，可以更好地了解患者的康复进展，并制订个性化的康复计划。

第一节　采集病史

通过问诊，可以了解患者的症状、疼痛的部位、发生的原因以及症状的持续时间。这有助于初步判断可能的诊断，并决定是否需要进一步的检查和测试。问诊还可以帮助了解患者的生活方式、工作环境和运动习惯，这些信息对于制订治疗方案和采取预防措施非常重要。同时，问诊也可以建立检查者和患者之间的沟通和信任，让患者感到被重视和被关心。在肘关节评估中，问诊是一个不可或缺的步骤，可以为后续的诊断和治疗提供重要的参考和指导。

一、患者的年龄、职业

网球肘患者的年龄通常为 35 岁及以上。患者常在握拳状态下进行反复伸腕的动作，如打网球、打羽毛球、刷油漆、做家务等。

二、损伤机制

部队官兵日常训练及工作中上肢运动量较大，特别是投掷、推举及旋转类活动强度较大，易导致肘关节损伤。患者在摔倒时使用肘部撑住身体或运动中重复压迫（如投掷）肘部造成外翻，导致内侧副韧带扭伤或外侧副韧带压迫损伤。这可能是导致肱桡关节损伤、内上髁异常受力和鹰嘴软骨损伤的原因。匍匐前进训练时，靠肘关节着地支撑身体向前移动，是尺神经卡压损伤的常见原因。患者在做投掷或其他动作时出现肘关节内侧疼痛和肿胀提示尺侧副韧带扭伤。训练过程中的外伤或者从高处坠落也可能导致肘关节骨折或者脱位。

三、疼痛的部位、症状持续时间、疼痛加重的因素

肱二头肌肌腱及喙突附近压痛明显，提示肱二头肌肌腱炎（图 8-1-1 A）。肘关节外侧疼痛，提示肘关节滑膜炎（图 8-1-1 B）。疼痛局限在肱骨内侧髁或者外上髁，提示高尔夫球肘或者网球肘（图 8-1-1 C、G）。小指、环指和手背尺侧有麻木、疼痛，感觉减退或消失，提示肘管综合征（图 8-1-1 D）。肘关节后部疼痛，负重肘伸展时疼痛加剧，提示肱三头肌肌腱炎（图 8-1-1 E）。

肘关节内侧出现局限性疼痛，提示肘关节内侧副韧带损伤（图8-1-1 F）。如果患者年龄较大，既往有颈椎病或者颈椎间盘突出的病史，要考虑颈椎性疼痛或神经系统双重压迫损伤的可能。此外，如果患者主诉有多个关节疼痛，则必须要考虑多关节疾病（如风湿性关节炎、骨关节炎）。如果进行肘部扭转等动作时出现肘部疼痛，提示肘关节有组织受压或损伤。

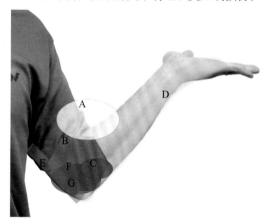

图8-1-1　疼痛位置对应疾病

四、运动障碍情况

如果屈曲或伸展受限，则病变可能累及肱尺关节或肱桡关节。如果旋前或旋后受限，则病变可能累及肱桡关节、桡尺近侧关节、桡尺远侧关节或腕关节。

五、有无刺痛和麻木

应询问患者有无刺痛或麻木，以及相应部位，以便在检查皮节和周围神经分布时作为参考。尺侧副韧带断裂造成尺神经反复脱位或肱三头肌内侧头在内上髁脱位。

六、患者是否有过度使用损伤或外伤史

如果肱骨发生骨折后外翻畸形、肘关节骨化性肌炎或复位不佳等情况会造成迟发性尺神经麻痹等情况。

第二节　一般查体

一般查体包括视诊、触诊、动诊和量诊四部分。

一、视诊

视诊在诊断和治疗肘部问题时起着关键作用。通过观察肘部的外观、姿势和运动，可以评估肘部的肿胀、变形、瘢痕和肌肉萎缩等，从而帮助确定初步诊断。

检查时，患者须暴露双臂，以便检查者进行两侧比较。同时，检查者应观察全身姿势（特别是颈、肩部）。

1. 提携角

首先患者的上肢置于解剖位，以确定是否存在正常的提携角（图8-2-1）。提携角是由肱骨长轴和尺骨长轴形成的角，在肘关节伸直且前臂完全旋后时最明显。对成人来说，肘部伸直且前臂旋后时肱骨和尺骨间应当有轻微的外翻。通常情况下，男性的提携角为5°～10°，女性的提携角为10°～15°。如果提携角超过15°，称为肘外翻；如果提携角小于5°，则称为肘内翻。提携角在伸展或屈曲过程中呈线性变化，这与肱骨滑车的骨性形状有关。肘外翻时角度最大，随着肘关节屈曲角度减小，完全屈曲时达到内翻。如果肱骨远端发生骨折或骨骺损伤，导致肘内翻，则可能出现枪托状畸形（图8-2-2）。

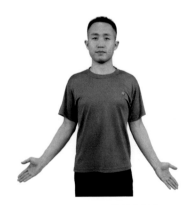

图 8-2-1　正常的提携角

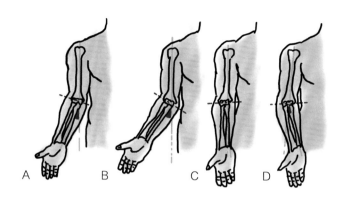

图 8-2-2　提携角

A. 正常；B. 肘外翻；C. 肘内翻；D. 枪托状畸形，肘内翻

2. 肘部肿胀

如果肿胀持续存在，由于肘关节复合体的 3 个关节存在于一个关节囊内，因此它们都会受到影响。关节肿胀通常在桡骨头、鹰嘴尖和外上髁之间的三角间隙最为明显。鹰嘴滑囊炎引起的肿胀更加弥散，在鹰嘴突上方界限像鹅蛋一样清晰（图 8-2-3）。当关节肿胀时，关节应保持在休息位，屈肘 70° 时，关节囊的容积最大。

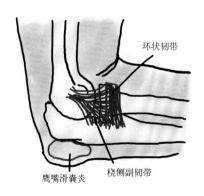

图 8-2-3　鹰嘴滑囊炎

3.肘关节正常功能位（图8-2-4）

正常功能位是指肘关节屈曲90°，前臂位于中立位，若前臂稍微旋前，类似写字的姿势，即正常的功能性姿势。

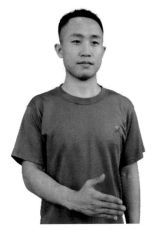

图8-2-4　肘关节正常功能位

二、触诊

1.一般检查

通过触诊可以检查肘关节的稳定性、肌肉张力和关节囊的肿胀程度，还可以帮助检查者确定可能存在的软组织损伤，如肌肉拉伤、韧带损伤或肘部关节囊炎等。触诊可以提供重要的诊断信息，从而指导治疗方案的制订。

检查者站立于患者前方检查肘关节的内侧和外侧；检查肘关节后侧和内侧时，检查者应站立于患者后方，使患者肩关节轻度外展和后伸。

（1）外侧检查：肘关节外侧的检查应从外侧的肱骨外侧髁上嵴开始（图8-2-5），由此逐步向下延伸，触诊外上髁，即伸肌总腱起点及外侧副韧带（图8-2-6）。

在肘中立位和桡侧偏斜位时对抗腕关节过伸评估桡侧腕短伸肌和桡侧腕长伸肌。压痛，尤其是桡侧腕短伸肌的压痛，常提示可能存在肱骨外上髁炎或网球肘。

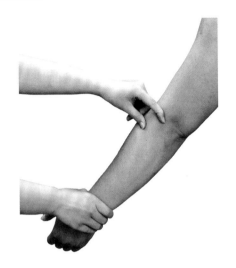

图 8-2-5　触诊肘关节外侧

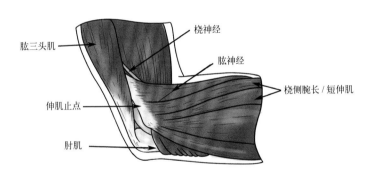

图 8-2-6　肘关节外侧局部解剖结构

触诊肱骨小头关节线，此处的压痛或不适可能提示关节损伤或剥脱性骨软骨炎。

肱骨外髁与桡骨小头之间的髁下凹陷常表现为一条小沟。这条沟在关节水肿或滑囊增生时消失。当滑囊增生时，可触及海绵状有弹性的肿胀，关节腔内液体增多时，可扪及波动感。

桡骨小头的触诊应在前臂旋前旋后活动时检查。应检查桡骨小头相对于肱骨小头的关系，在肘关节和前臂的任何位置，桡骨小头均应与肱骨小头在同一水平线上。先天性或后天创伤性的桡骨小头脱位（侧方脱位、后脱位或前脱位）均能在触诊的过程中被检查出。

若有近期外伤史，桡骨头周围的捻发感合并前臂旋转活动疼痛常表明桡骨小头骨折，虽然有时候也可合并有肱骨头损伤。若近期无外伤史，肱桡关节的压痛和捻发感常表明退行性疾病，疼痛通常在患者前臂旋转活动并握拳时加剧。

（2）前侧检查：肘关节前方可依次触及肱桡肌、肱二头肌肌腱及腱膜、肱动脉和正中神经（图8-2-7）。

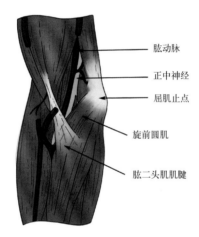

肱动脉

正中神经

屈肌止点

旋前圆肌

肱二头肌肌腱

图8-2-7　肘关节前侧局部解剖结构

关节脱位后可能继发骨化性肌炎，在肘关节周围触诊检查时表现为异常肿胀的关节。肘关节前侧触诊时可能触及肱二头肌肌腱止点的断裂（图8-2-8），患者通常近期有外伤史，常由前臂在旋后位置偏心负荷暴力牵拉导致。上臂检查常可触及挛缩的肱二头肌，且肌肉膨胀部位处于上臂的近端，这与肱二头肌肌腱长头断裂恰好相反，肱二头肌肌腱长头断裂时，肌肉膨胀部位相对处于上臂远端。肌力检查常可发现肘关节屈曲力量中度减弱，前臂旋后力量减弱更加明显。肘关节前侧检查时，Hook测试可用于判断肱二头肌肌腱止点是否断裂，患者掌面朝上屈肘，检查者从侧面将示指钩入肱二头肌肌腱下方，如果肱二头肌肌腱断裂（远端），则没有可触及或钩住的绳状结构（图8-2-9）。

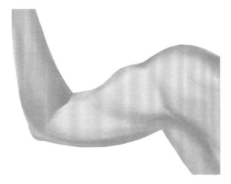

图8-2-8　肱二头肌止点断裂，注意肱二头肌向近段移位

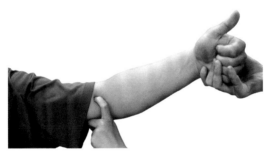

图8-2-9　Hook测试

（3）内侧检查：肱骨内上髁和屈肌总腱起点压痛常提示肱骨内上髁炎，而旋前圆肌肌腹疼痛常提示旋前圆肌综合征，表现为前臂近端弥散性酸胀感及肌力减退，同时可伴有远端正中神经支配区域的感觉减退。腕关节Phalen征和Tinel征常为阴性，在肘关节水平叩击正中神经时可导致远端针刺感。

激发试验阳性有助于确诊旋前圆肌综合征。激发试验为：对抗前臂旋前60秒，同时对抗肘关节屈曲及前臂旋后，以及对抗中指近指间关节屈曲。

尺神经触诊，常可在内上髁后侧触诊到尺神经（图8-2-10）。高达10%的患者尺神经可能存在向前的半脱位，在肘关节屈伸活动中找到尺神经的位置至关重要（图 8-2-11）。尺神经半脱位可能导致肘关节内侧疼痛。

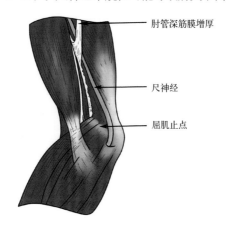

图 8-2-10　肘关节内侧结构

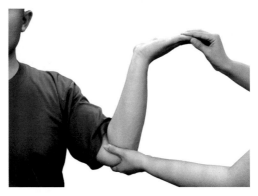

图 8-2-11　在肘关节内侧触诊尺神经
（可在由屈至伸的过程中触诊尺神经半脱位）

尺神经卡压常导致感觉麻木或肌力减退。这可能继发于退行性或炎性关节炎、内上髁炎、肘关节失稳或骨折脱位。尺神经卡压位置多位于肘管内和尺侧腕屈肌两头之间。神经压痛最明显的部位 Tinel 征阳性。

（4）后侧检查：当肘关节伸直时，鹰嘴的尖端和内外上髁 3 点连成一条直线。当肘关节屈曲 90° 时，这 3 点呈一等腰三角形，称为肘后三角（图 8-2-12）。这 3 点位置上的任何改变都提示存在骨折或脱位。

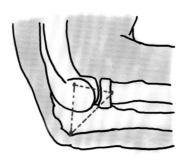

图 8-2-12　肘后三角

　　屈肘时，可触及在鹰嘴上的肱三头肌肌腱止点，此时可通过抗阻伸肘来测试肱三头肌的完整性。如果出现疼痛则提示肱三头肌部分撕裂，如若无法完成屈肘对抗重力时，表明肱三头肌完全性断裂。

　　当肘关节屈曲 30° 时，可触及鹰嘴窝。在较瘦的患者中，有时可触及鹰嘴窝内的游离体。鹰嘴滑囊检查可以确定滑囊炎或发现类风湿结节。

2. 肌筋膜扳机点与疼痛区域

　　（1）旋前圆肌（图 8-2-13）。

　　1）扳机点位置：接近手肘内侧，偏向尺侧到肱二头肌腱膜。

　　2）牵涉痛：腕掌桡侧区；前臂掌桡侧区。

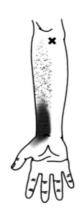

图 8-2-13　旋前圆肌常见扳机点及疼痛区域

（2）肱桡肌（图 8-2-14）。

1）扳机点位置：前臂桡侧桡骨头远端 1 ~ 2 cm 处，大约在腹肌的正中。

2）牵涉痛：拇指腕掌关节和示指掌指关节之间的手背区域；肱骨外上髁；前臂桡侧。

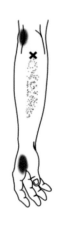

图 8-2-14　肱桡肌常见扳机点及疼痛区域

（3）肱三头肌（图 8-2-15）。

1）扳机点位置。

扳机点 1：位于长头与大圆肌交界远端数厘米处的长头内。

扳机点 2：位于内侧头的外缘，肱骨外上髁上方 4 ~ 6 cm 处。

扳机点 3：位于外侧头的外缘，大约在上臂中份的位置，这个位置也正是桡神经在肱骨中段背面的触诊点。

扳机点 4：位于内侧头，大致在尺骨鹰嘴的正上方。

扳机点 5：位于内侧头的内缘，肱骨内上髁稍靠上处。

2）牵涉痛。

扳机点 1：上臂背面；肩部到颈部的背面；前臂到手的背面（肘部除外）。

扳机点 2：肱骨外上髁；前臂桡侧。

扳机点 3：上臂背面；前臂背面；第 4 指和第 5 指的背面。

扳机点 4：尺骨鹰嘴。

扳机点 5：肱骨内上髁；前臂腹内侧；第 4 指和第 5 指的掌面。

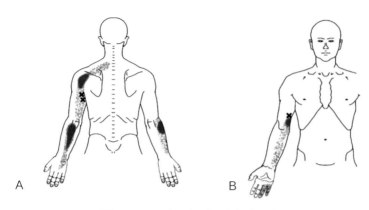

图 8-2-15 肱三头肌常见扳机点和疼痛区域

A. 左侧显示长头和外侧头扳机点，右侧显示内侧头扳机点和一个附着点的扳机点；

B. 其他内侧头扳机点

（4）喙肱肌（图 8-2-16）。

1）扳机点位置：腋窝前上方，三角肌与胸大肌之间触诊，可触到喙肱肌，在喙肱肌的顶点区域按压，可找到扳机点。

2）牵涉痛：三角肌的前方；上臂背面、手背面的部分区域，呈连续性分布。

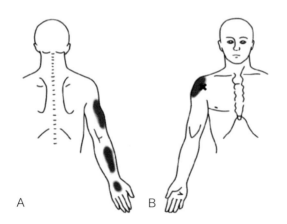

图 8-2-16 喙肱肌常见扳机点和疼痛区域

A. 喙肱肌常见扳机点及相应放射区；B. 其他疼痛区域

（5）肱肌（图8-2-17）。

1）扳机点位置。

扳机点1：上臂前面，肘关节上方数厘米处。

扳机点2：位于肱肌肌腹上1/2处。

2）牵涉痛：第1腕掌关节的背面和拇指基底部的背面；肘关节的前面；上臂和三角肌的前面。

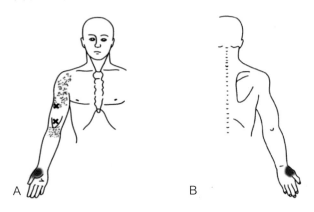

图8-2-17　肱肌常见扳机点和疼痛区域

A.肱肌常见扳机点及相应放射区；B.其他疼痛区域

三、动诊

动诊是一种用来评估肘部功能和健康状况的重要方法。通过动诊，可以检查患者肘部的各项功能，包括活动范围、力量和稳定性，从而帮助诊断肘部损伤，如韧带拉伤、肌肉扭伤、滑囊炎等。

进行肘关节动诊前，应除去患者的上衣以充分暴露。同时，应对双上肢进行对比检查以发现肘关节活动度的细微改变。

1. 主动运动

肘部的主动伸展角度为0°，有时会有10°的过度伸展，尤其是女性更为常见，如果过度伸展的角度在两侧是相同的，而且受试者无外伤史，要警惕多韧带松弛症（图8-2-18）。主动旋后角度为90°，患者要注意不能为了增加旋后的角度或代偿旋后的角度不足而出现肩关节内收的动作。主动旋前角度为 80° ~ 90°，要注意不可为了增加旋前的角度或代偿旋前角度不足而出现肩关节外展动作（图 8-2-19）。

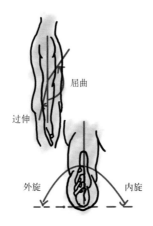

图 8-2-18　正常肘活动范围过伸位

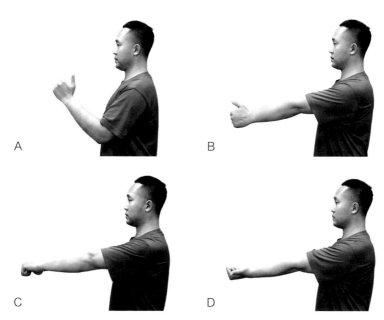

图 8-2-19　主动运动

A. 屈曲；B. 伸展；C. 旋前；D. 旋后

2.被动运动（图8-2-20）

如果肘关节的活动度正常，可以轻微施加压力以测试每个方向的运动终末感。如果活动度不正常，应仔细进行被动活动度检查，以测试运动终末感。同时检查相邻关节的被动运动情况。

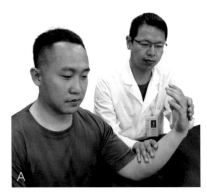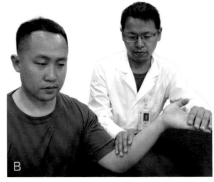

图8-2-20　被动运动

3.等长抗阻运动（图8-2-21）

如果患者肘关节在承受外力、做重复运动或长时间维持同一姿势时疼痛，应小心检查等长抗阻的动作和位置，如果病史显示向心或者离心式收缩会引起症状，那么必须分别在无阻力和抗阻状态下进行这些动作的测试。

四、量诊

肘关节中立位为0°。

1.屈曲（图8-2-22）

患者可采取俯卧位、坐位或站立位，量角器固定臂为肱骨纵轴，移动臂为桡骨纵轴，以肱骨外上髁为轴心。肘关节屈曲正常活动范围为140°～150°。

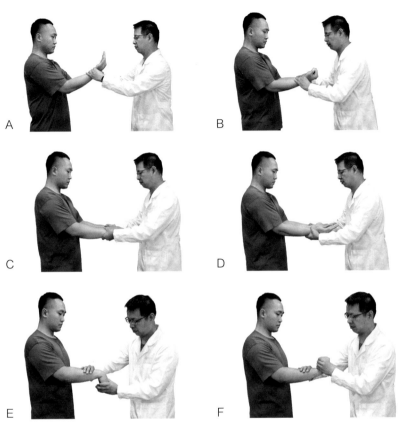

图 8-2-21 等长抗阻运动

A.伸肘；B.屈肘；C.前臂旋后；D.前臂旋前；E.屈腕；F.伸腕

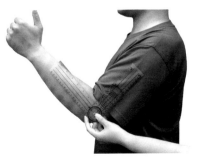

图 8-2-22 肘关节屈曲范围测量

2. 伸展（图 8-2-23）

患者可采取俯卧位、坐位或站立位，量角器固定臂为肱骨纵轴，移动臂为桡骨纵轴，以肱骨外上髁为轴心。肘关节伸展正常活动范围为 -5°～0°。

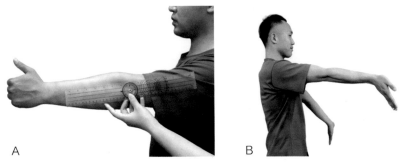

图 8-2-23　肘关节伸展范围测量

3. 过伸（图 8-2-24）

患者可采取俯卧位、坐位或站立位，量角器固定臂为肱骨纵轴，移动臂为桡骨纵轴，以肱骨外上髁为轴心。肘关节过伸角度为 10°～15°。

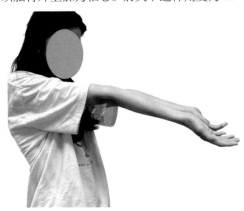

图 8-2-24　肘关节过伸

五、肌力评估

肌力检测主要采用徒手肌力检测法。检查前应先给予患者必要的解释说明，取得患者的配合，必要时给以示范。先抗重力检查后再行抗阻力检查，抗阻力必须为同一强度。抗阻力检查不能应用于 2 个关节以上，阻力应加在被测关节的远端（非肢体远端）。应选择适当的测试时机，疲劳、运动后或饱餐后不宜进行测试。骨折未愈合、严重骨质疏松、关节及周围软组织损伤、关节活动度极度受限、严重的关节积液和滑膜炎等为徒手肌力检查的禁忌证。肘关节周围肌肉的肌力评估方法见表 8-2-1。

表 8-2-1　肘关节周围肌肉的肌力评估

动作	涉及肌肉	0级	1级	2级	3级	4、5级
屈曲（图8-2-25）	肱二头肌、肱肌、肱桡肌	未触及肌肉收缩	仰卧位，无重力影响，嘱患者屈肘，可触及肌肉收缩，肘关节无活动	仰卧位，无重力影响下，可主动屈肘	坐位，可主动屈肘，不可抗阻力	坐位，嘱患者屈肘，检查者在患者前臂处施加相反方向的阻力
伸展（图8-2-26）	肱三头肌、肱肌	未触及肌肉收缩	仰卧位，无重力影响，嘱患者伸肘，可触及肌肉收缩，肘关节无活动	仰卧位，无重力影响下，可主动伸肘	坐位，可主动伸肘，不可抗阻力	坐位，嘱患者伸肘，检查者在患者前臂处施加相反方向的阻力

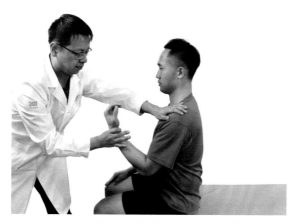

图 8-2-25　屈肘肌群 4、5 级肌力评估

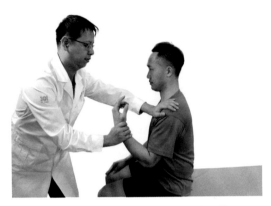

图 8-2-26　伸肘肌群 4、5 级肌力评估

第三节　特殊试验

特殊试验可以确定肘关节问题的具体性质和严重程度（表 8-3-1）。通过特殊试验，可以检查肘关节的稳定性、肌肉力量和神经功能，以及是否存在软组织损伤或韧带撕裂等问题。这些试验有助于制订有效的治疗计划，提高康复效果。

表 8-3-1　肘关节特殊试验

序号	损伤部位	测试名称
1	内、外侧副韧带损伤	外翻应力测试、内翻应力测试
2	肱骨外上髁炎（网球肘）	Cozen 氏测试
		Mill 氏测试
3	肱骨内上髁炎（高尔夫球肘）	肱骨内上髁压痛测试
4	尺神经损伤	Tinel 征
		夹指试验
		肘屈曲试验
5	正中神经损伤	旋前圆肌症候群测试
		捏握测试

一、外翻应力测试、内翻应力测试（图 8-3-1）

将患者的前臂固定，检查者的一只手放在患者肘部，另一只手放在患者的手腕上，在前臂远端使用外展或外翻力来测试内侧副韧带的稳定性。可用同样的方法施加一个内收或内翻的力来测试外侧副韧带的稳定性，即内翻应力测试。

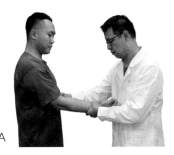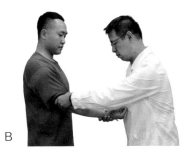

图 8-3-1　内翻及外翻应力测试

A. 外侧副韧带；B. 内侧副韧带

二、Cozen 氏测试（图 8-3-2）

检查者的拇指放在患者的外上髁来固定肘部，然后患者握拳，做前臂旋前、偏向桡侧并伸展手腕的动作，检查者对其施加阻力。若患者肱骨外上髁突发剧痛，则测试结果为阳性。

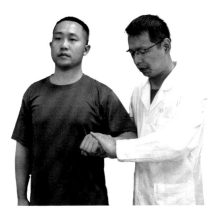

图 8-3-2　Cozen 氏测试

三、Mill 氏测试（图 8-3-3）

在触诊肱骨外上髁时，将患者前臂旋前、腕关节和肘关节屈曲然后伸肘。若肱骨外上髁处有疼痛，则测试结果为阳性。测试时，桡神经也会被牵扯，因此，如果患者有桡神经压迫而引起的症状，测试结果将与网球肘十分相似。通过电学诊断检查可以区分这两种情况。

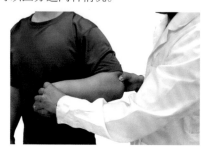

图 8-3-3　Mill 氏测试

四、肱骨内上髁压痛测试（图 8-3-4）

前臂旋前，腕关节屈曲时，肱骨内上髁可触及明显的压痛点。肱骨内上髁处疼痛加剧，则测试结果为阳性。

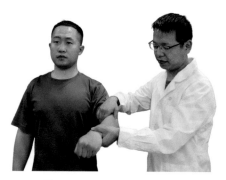

图 8-3-4　肱骨内上髁压痛测试

五、Tinel 征（图 8-3-5）

轻叩尺神经（位于尺骨鹰嘴与肱骨内上髁之间的沟内），若前臂手部的尺侧有刺痛感，则为阳性。此测试可以了解神经纤维再生的程度，有异常感觉的最远点代表神经再生的范围。

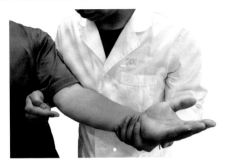

图 8-3-5 Tinel 征

六、夹指试验

患者取坐位，手平放于桌面上，检查者使患者手指张开，然后要求患者将手指合起，若患者不能让小指碰到其他手指，则提示尺神经有病变。

七、肘屈曲试验

嘱患者完全屈曲肘关节，同时伸展手腕并外展和下沉肩关节（90°），保持此动作 3 ～ 5 分钟（图 8-3-6）。Ochi 等人对该试验进行了修改，将肩关节的内侧旋转包括在内，称之为肩部内旋肘屈曲试验（图 8-3-7）。前臂和手的尺神经支配区域有刺痛感或感觉异常，提示阳性。该测试有助于确定是否存在肘管（尺神经）综合征。也可通过检查者用示指和中指在后内侧鹰嘴和内侧上髁之间对尺神经施加直接压力来进行该试验。

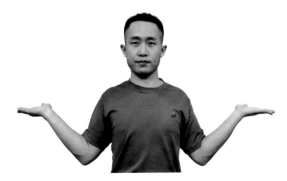

图 8-3-6 肘屈曲试验

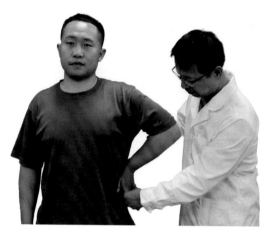

图 8-3-7　肩部内旋肘屈曲试验

八、旋前圆肌症候群测试

患者取坐位，肘部屈曲 90°，在患者伸展肘部时，检查者施加旋前的阻力。若患者前臂及手部的正中神经支配区域有刺痛感或感觉异常，则为阳性。

九、捏握测试（图 8-3-8）

嘱患者将示指与拇指指尖相碰，在正常情况下应是指尖对指尖的接触，若患者以指腹对指腹方式相碰，则为阳性。

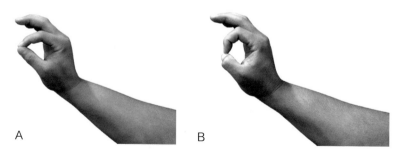

图 8-3-8　捏握测试

A. 不正常捏握；B. 正常捏握

第四节　功能评估

肘关节功能评估，旨在评估肘关节的稳定性、活动范围和力量。通过肘关节功能评估，检查者可以了解患者肘关节的运动功能和肌肉力量状况，从而为制订个性化的康复计划提供重要依据。

肘关节是上肢运动链的中间部分，可以帮助稳定上肢进行微小动作或费力动作，为抬起重物提供了所需要的肌力，以维持日常生活活动。大部分日常活动在肘屈曲 30° ~ 130°、旋前 50° 和旋后 50° 时进行。

一、肘部力量功能性测试

肘部力量功能性测试主要通过患者在特定体位下完成任务的次数或难度来判断患者肘关节的功能性（表 8-4-1）。

表 8-4-1　肘部力量功能性测试

起始位置	动作	功能测试
坐位	手举起重物抬到嘴边（屈曲手肘）	举起 2.3 ~ 2.7 kg：具有功能性
		举起 1.4 ~ 1.8 kg：功能性尚可
		举起 0.5 ~ 0.9 kg：功能性不足
		举起 0 kg：无功能性
站在距离墙面 90 cm 处，面向墙面，倾身靠墙	平直把手推出（伸展手臂）	重复 5 ~ 6 次：具有功能性
		重复 3 ~ 4 次：功能性尚可
		重复 1 ~ 2 次：功能性不足
		重复 0 次：无功能性
站立位，面向关着的门	手掌朝下开门（手臂旋后）	重复 5 ~ 6 次：具有功能性
		重复 3 ~ 4 次：功能性尚可
		重复 1 ~ 2 次：功能性不足
		重复 0 次：无功能性

续表

起始位置	动作	功能测试
站立位，面向关着的门	手掌朝上开门（手臂旋前）	重复 5 ~ 6 次：具有功能性
		重复 3 ~ 4 次：功能性尚可
		重复 1 ~ 2 次：功能性不足
		重复 0 次：无功能性

注：年轻的患者应能举起 2.7 ~ 4.5 kg 的重物、重复 6 ~ 10 次。随着年龄增长，重量和重复次数应减少。

二、肘关节神经功能损伤

神经受到损伤时，会导致肘部及周围区域的感觉和运动功能受到不同程度的影响。了解肘关节神经功能损伤的临床表现对患者治疗和康复非常重要。下表主要介绍肘关节附近神经受损时相对应的动作、感觉以及功能表现（表8-4-2）。

表 8-4-2　肘关节神经功能损伤

神经	动作丧失	感觉丧失	功能丧失
正中神经	旋前圆肌 桡侧腕屈肌 掌长肌 指浅屈肌 拇长屈肌 指深屈肌外侧头 旋前方肌 蚓状肌	拇指、示指、中指和环指外侧一半的掌面 示指、中指远端 1/3 和环指外侧一半的背侧	旋前无力或丧失；手腕屈曲、外展无力；手腕向桡侧偏丧失；拇指不能屈曲、对掌；拇指外展无力；抓握无力；捏握无力或丧失（猿手畸形）
前骨间神经（正中神经分支）	拇长屈肌 指深屈肌外侧头 旋前方肌 拇指隆突 蚓状肌	无	旋前无力，尤其在手肘屈曲 90° 时；拇指对掌、屈曲无力；手指屈曲无力；捏握无力（不能指尖对指尖）

续表

神经	动作丧失	感觉丧失	功能丧失
尺神经	尺侧腕屈肌 指深屈肌内侧头 掌短肌 拇内收肌 蚓状肌 指间肌	小指与环指内侧的背面、掌面	手腕屈曲无力；手腕尺偏丧失；小指远端屈曲丧失；手指外展、内收丧失；小指与环指的第2指骨、第3指骨不能伸展；拇指内收丧失
桡神经	肘后肌 肱桡肌 桡侧腕长伸肌 桡侧腕短伸肌 指伸肌 拇长伸肌 拇短伸肌 拇长展肌 尺侧腕伸肌 示指伸肌 小指伸肌	手背桡侧半、桡侧三个半手指背侧	旋后丧失；手腕伸展丧失（手腕下垂）；不能抓握；掌指关节伸展丧失；不能外展拇指
后骨间神经 （尺神经分支）	桡侧腕短伸肌 指伸肌 拇长伸肌 拇短伸肌 拇长展肌 尺侧腕伸肌 示指伸肌 小指伸肌	无	手腕伸展无力；手指伸展无力；抓握困难；不能外展拇指

三、HSS 肘关节评分（hospital for special surgery elbow score）

HSS 肘关节评分是一种用于评估肘关节功能的临床量表，旨在帮助检查者评估患者的肘部功能和活动水平（表 8-4-3）。HSS 肘关节评分是为了更准确地评估肘部功能而开发的，特别适用于肘关节损伤、术后恢复以及慢性肘部问题的临床研究和治疗。

表 8-4-3　HSS 肘关节评分

标准	得分
疼痛（50分）	
无或可被忽视	50分
轻微疼痛，偶尔需服镇痛药	45分
中度疼痛，每日需服镇痛药	35分
中度疼痛，休息或夜间痛	15分
严重疼痛，影响日常生活	0分
功能：活动（30分）	
不受限	30分
轻微受限，但不影响日常生活	25分
不能举起超过 4.5 kg 的物体	20分
日常生活中度受限	10分
不能梳头或触摸头部	5分
不能自己进食	0分
功能：持久性（8分）	
使用超过 30 分钟	8分
使用超过 15 分钟	6分
使用超过 5 分钟	4分
不能使用肘关节	0分
功能：整体使用情况（12分）	
使用不受限	12分
娱乐时受限	10分
做家务及工作受限	8分
生活自理受限	6分
不能使用	0分

优：90～100分；良：80～89分；一般：70～79分；较差：60～69分；最差：60分以下

四、Mayo 肘关节评分（mayo elbow performance score）

Mayo 肘关节评分是评估肘关节功能和疼痛程度的临床评估工具，由美国梅奥医院（**Mayo Clinic**）开发。该评分系统主要包括 4 个方面的评估：疼痛、关节活动度、功能水平、稳定性，旨在全面评估患者肘部的功能状态（表 8-4-4）。

表 8-4-4　Mayo 肘关节评分

疼痛	评分
无痛	45
轻度（活动不受限）	30
中度（活动受限）	15
剧烈（持续疼痛）	0
关节活动度	**评分**
> 100°	20
50°～100°	15
< 50°	5
功能水平	**评分**
梳头	5
自己进食	5
个人护理（洗脸、洗澡等）	5
穿衬衫（系第一个纽扣）	5
穿鞋	5
稳定性	**评分**
稳定	10
轻度不稳（有抵抗）	5
不稳	0

优：90 分以上；良：75～89 分；可：60～74 分；差：60 分以下

第五节　回归运动前评估

肘关节回归运动前评估非常重要，通过对肘关节的稳定性、灵活性、力量和功能进行评估，可以及时发现潜在的障碍，避免在回归运动中造成二次损伤。

（1）手术或受伤部位愈合，已达恢复时间标准。影像学检查显示损伤已修复或者重建的结构已充分愈合；严重肘关节不稳手术治疗的愈合时间是康复治疗开始后 6 个月。

（2）临床检查合格，达到无痛全关节活动范围，可正常参与所有功能活动，无不适体征。在医师允许下开始重返运动。

（3）患侧功能达到健侧的 85%，且建立正确的运动模式，完成目标动作时无其他肌肉代偿。

（4）患者已做好回归运动的心理准备。

第九章
前臂、腕关节和手损伤的康复评估

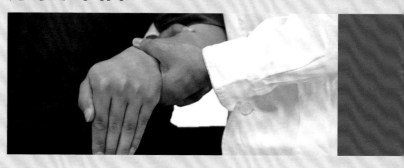

　　前臂、腕关节和手通常被视作一个整体，负责完成日常生活和工作中的大部分精细运动。由于较高的使用频率，前臂、腕关节、手容易出现损伤。除反复性动作引发的劳损，还有许多因直接暴力引起的创伤，常导致功能障碍、协同运动异常，从而无法完成动作。本章节将从5个方面介绍如何评估前臂、腕关节、手的损伤或疾病，为诊疗提供依据。

第一节　采集病史

评估前臂、腕关节和手之前，首先需要采集病史，了解患者的基本情况、受伤原因、症状、既往史，以快速、准确诊断疾病。详细的病史有助于对疾病进行鉴别诊断。

一、年龄和性别

年龄增长可引起关节软组织退行性改变，使得损伤概率增加。由于骨质疏松，女性受到直接创伤时更容易发生 Colles 骨折。女性手部更易患腱鞘炎，青壮年女性易出现腱鞘囊肿。

二、疼痛情况及损伤表现

前臂疼痛通常是由各种类型的骨折导致的，同时可能伴有肿胀、淤血、活动受限，畸形是判断骨折的重要特征。桡骨茎突狭窄性腱鞘炎患者的主诉通常为腕关节桡侧疼痛，有时拇指和前臂远端出现牵涉痛，并随着拇指运动加重。拇指、中指和环指的疼痛、僵硬可能是屈肌腱鞘炎。腕背部出现肿物、隆起，通常是腱鞘囊肿。腕关节尺侧疼痛伴弹响，握力下降，前臂旋转受限，提示腕关节三角软骨损伤。

三、损伤机制

急性外伤、慢性劳损都会造成前臂、腕关节和手的损伤。直接或间接暴力易引起前臂骨折，如孟氏骨折、尺桡骨骨折、Colles 骨折、Smith 骨折、远尺桡关节脱位等。其中 Colles 骨折在运动中最常见，常由跌倒时手掌撑地导致。间接外力同样易引起腕关节损伤，如腕关节月骨脱位、腕舟骨骨折、腕关节周围韧带损伤、腕背腱鞘囊肿、腕三角软骨损伤。手部切割伤容易导致屈指肌腱损伤、伸指肌腱损伤。对于存在手腕重复性劳损的人群，其患屈肌腱鞘炎、桡骨茎突腱鞘炎、掌腱膜挛缩的可能性更高。手部外伤还可能导致 Bennett 骨折、掌骨骨折、指骨骨折、拇指腕掌关节不稳定、掌指关节损伤、近侧和远侧指间关节损伤。腕部或手掌尺侧受到直接暴力冲击，可能会引起腕部三角纤维软骨复合体损伤。

四、既往史

是否有过前臂、腕关节和手的损伤？存在腱鞘炎病史的患者复发概率较大。此外，患全身性疾病的患者更易出现掌腱膜挛缩。

第二节　一般查体

一般查体是医疗工作者进行客观检查，其结果比患者主观叙述的病史更具有可信性和可参考性。通常从视诊、触诊、动诊、量诊进行全面评估，可综合判断患者的损伤程度。

一、视诊

1. 主动活动

观察有无因肌腱断裂或者挛缩等问题造成的关节活动受限。

2. 骨骼和软组织（与健侧比较）

观察皮肤、肌肉、骨骼、指甲等的情况。

3. 常见的手部畸形

（1）猿手畸形（正中神经损伤）（图 9-2-1）。

（2）爪形手畸形（正中神经和尺神经损伤）（图 9-2-2）。

（3）垂腕症（桡神经损伤）（图 9-2-3）。

（4）祝福手畸形（尺神经损伤）（图 9-2-4）。

（5）纽扣手畸形（创伤或风湿）（图 9-2-5）。

（6）锤状指畸形（伸肌腱断裂）（图 9-2-6）。

（7）掌腱膜挛缩（Dupuytren 挛缩）（图 9-2-7）。

（8）尺偏畸形、鹅颈指畸形（图 9-2-8）、拇指 Z 字畸形（图 9-2-9）等。

（9）滑车破裂（图 9-2-10）（"弓弦畸形"）。

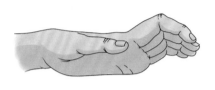

图 9-2-1　猿手畸形

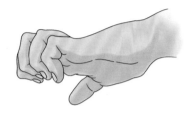

图 9-2-2　爪形手畸形

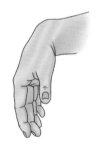

图 9-2-3　垂腕症

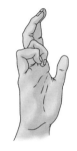

图 9-2-4　祝福手畸形

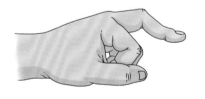

图 9-2-5　纽扣手畸形

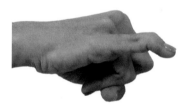

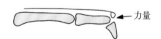

图 9-2-6　锤状指畸形

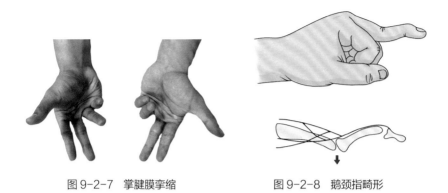

图 9-2-7　掌腱膜挛缩　　　　　　　　图 9-2-8　鹅颈指畸形

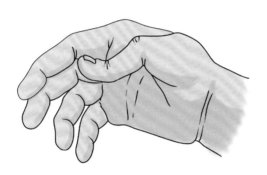

图 9-2-9　拇指 Z 字畸形

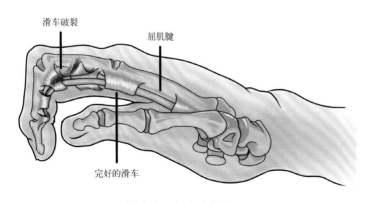

图 9-2-10　滑车破裂

二、触诊

1.手部和腕关节的常见疼痛位置（图9-2-11）

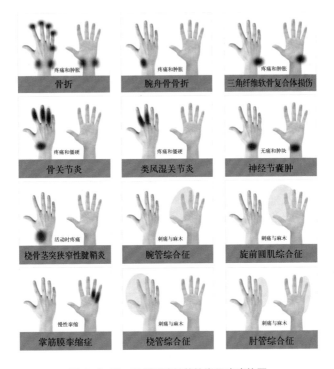

图9-2-11　手部和腕关节的常见疼痛位置

2.肌筋膜扳机点与疼痛区域

（1）肱桡肌（图9-2-12）。

1）扳机点位置：前臂桡侧桡骨头远端1～2 cm处，大约在肌腹的正中。

2）牵涉痛：拇指的腕掌关节和示指的掌指关节之间的手背区域，外上髁，前臂桡侧。

（2）旋前圆肌（图9-2-13）。

1）扳机点位置：接近手肘内侧，偏向尺侧到肱二头肌腱膜。

2）牵涉痛：腕掌桡侧区域，前臂掌桡侧区域。

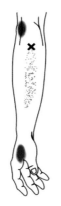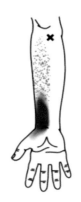

图 9-2-12　肱桡肌扳机点及疼痛区域　　图 9-2-13　旋前圆肌扳机点及疼痛区域

（3）腕屈肌群（桡侧腕屈肌、尺侧腕屈肌、掌长肌）（图 9-2-14）。

1）扳机点位置：桡侧腕屈肌扳机点位于肌腹正中，前臂掌侧近端 1/2 处的正中。尺侧腕屈肌扳机点位于前臂掌侧近端 1/2 处，尺骨边缘肌腹的正中。掌长肌扳机点位于前臂掌侧近端与中间 1/3 的交界处。

2）牵涉痛：桡侧腕屈肌牵涉腕掌侧大鱼际和小鱼际之间的区域，手掌近端 1/2，前臂远端 1/2 的狭窄区域。尺侧腕屈肌牵涉腕掌侧小鱼际肌的尺侧边缘，手掌近端 1/2（小鱼际区），前臂远端 1/2 的狭窄带（小鱼际区）。掌长肌牵涉手掌，前臂掌侧的远端 1/2。

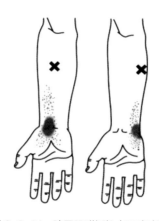

图 9-2-14　腕屈肌群扳机点及疼痛区域

（4）桡侧腕伸肌（桡侧腕长伸肌、桡侧腕短伸肌）（图 9-2-15）。

1）扳机点位置：桡侧腕长伸肌扳机点位于桡骨头远端 1 ~ 2 cm 处，大约在肱桡肌扳机点的水平，但偏向尺侧。桡侧腕短伸肌扳机点位于桡骨头远端 5 ~ 6 cm 处（大约在肌腹的正中）。

2）牵涉痛：桡侧腕长伸肌牵涉肱骨外上髁，腕关节桡侧半和第 1 ~ 3 掌骨的手背区域。桡侧腕短伸肌牵涉腕关节的中心区域和手背。

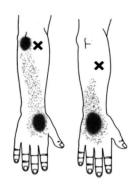

图 9-2-15　桡侧腕长伸肌、桡侧腕短伸肌扳机点及疼痛区域

（5）旋后肌（图 9-2-16）。

1）扳机点位置：肱二头肌肌腱稍外侧和远侧，桡骨掌侧浅层肌肉。

2）牵涉痛：肱骨外上髁和肘关节外侧区，第 1、2 掌骨之间的手背区，拇指近节指骨的背面。

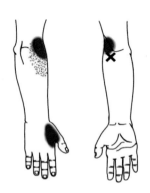

图 9-2-16　旋后肌扳机点及疼痛区域

（6）拇长屈肌（图9-2-17）。

1）扳机点位置：稍靠近手腕近端和前臂正中线的桡侧。

2）牵涉痛：拇指掌侧。

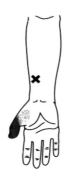

图9-2-17　拇长屈肌扳机点及疼痛区域

三、动诊

1.主动、被动关节活动度

前臂尺桡关节可以进行旋转运动，腕关节有前屈、后伸、尺偏、桡偏4个活动度，手部的指间关节能屈曲、伸展、内收、外展等。无痛的全范围主动、被动关节活动度对于精细动作的完成起至关重要的作用。前臂、腕关节和手的损伤可能会导致活动受限，进而影响日常生活，如进食、洗漱、拾物等。各关节活动度见表9-2-1。

表9-2-1　前臂、腕关节和手的活动度

前臂、腕关节和手的活动度
前臂旋前（85°～90°）
前臂旋后（85°～90°）
腕关节桡偏（15°）
腕关节尺偏（30°～45°）
腕关节掌屈（80°～90°）

续表

腕关节背伸（70°）
手指屈曲（掌指关节，85°～90°；近端指间关节，100°～115°；远端指间关节，80°～90°）
手指伸展（掌指关节，30°～45°；近端指间关节，0°；远端指间关节，20°）
手指外展（20°～30°）
手指内收（0°）
拇指屈曲（拇指腕掌关节，45°～50°；掌指关节，50°～55°；指间关节，85°～90°）
拇指伸展（掌指关节，0°；指间关节，0°～5°）
拇指外展（60°～70°）
拇指内收（30°）
小指和拇指对位（指尖对指尖）
组合动作、重复动作、持续姿势（如果必要的话）

2. 抗阻等长运动（表9-2-2）

临床上治疗师通常徒手进行抗阻检查，以评估肌群等长收缩的最大力量。

表9-2-2　抗阻等长运动

抗阻力：前臂、腕关节和手的某些动作
前臂旋前（图9-2-18）
前臂旋后（图9-2-19）
腕关节桡偏
腕关节尺偏
腕关节屈曲（图9-2-20）
腕关节伸展（图9-2-21）

续表

| 拇指屈曲（图 9-2-22） |
| 拇指外展 |
| 拇指内收 |
| 手指屈曲 |
| 手指伸展（图 9-2-23） |
| 手指内收（图 9-2-24） |
| 手指外展（图 9-2-25） |
| 小指和拇指相对 |

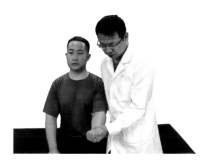

图 9-2-18　前臂旋前肌群抗阻等长运动

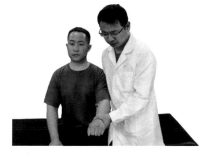

图 9-2-19　前臂旋后肌群抗阻等长运动

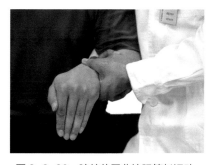

图 9-2-20　腕关节屈曲抗阻等长运动

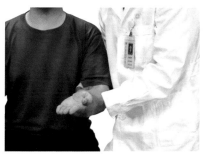

图 9-2-21　腕关节伸展抗阻等长运动

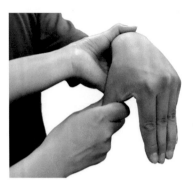

图 9-2-22　拇指屈曲抗阻等长运动

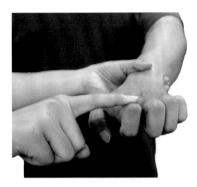

图 9-2-23　手指伸展抗阻等长运动

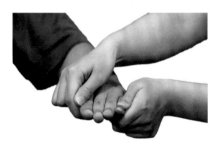

图 9-2-24　手指内收肌群抗阻等长运动

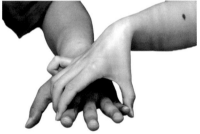

图 9-2-25　手指外展肌群抗阻等长运动

四、量诊

1.关节活动度测量

测量前臂、腕关节和手的关节活动度时通常取坐位，肘关节屈曲90°、掌心朝内为起始姿势。量角器轴心通常为被测关节处或关节两侧运动交点处，固定臂通常为近端骨平行线或垂直线，移动臂通常为远端骨平行线或垂直线。例如，前臂旋前的轴心为尺骨茎突，固定臂为通过尺骨茎突与地面垂直的线，移动臂为通过尺骨茎突与尺桡关节平行的线；腕关节桡偏的轴心为腕关节背部中点，固定臂为通过腕背侧中点与前臂平行的线，移动臂为通过腕背侧中点与第3掌骨平行的线。具体测量方法见图9-2-26 ～ 9-2-36。

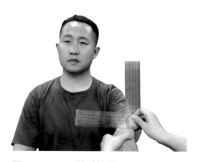

图 9-2-26　前臂旋前 ROM 测量

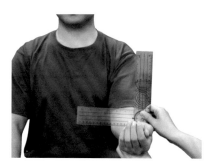

图 9-2-27　前臂旋后 ROM 测量

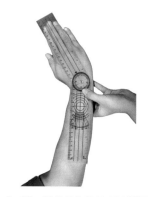

图 9-2-28　腕关节桡偏 ROM 测量

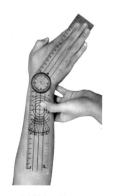

图 9-2-29　腕关节尺偏 ROM 测量

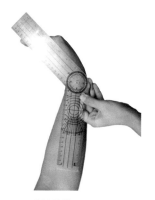

图 9-2-30　腕关节掌屈 ROM 测量

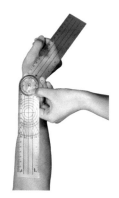

图 9-2-31　腕关节背伸 ROM 测量

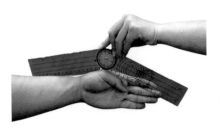
图 9-2-32　拇指掌指关节屈曲 ROM 测量

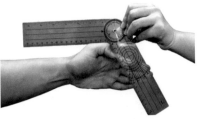
图 9-2-33　拇指指间关节屈曲 ROM 测量

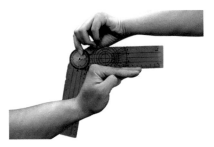
图 9-2-34　手指掌指关节屈曲
ROM 测量

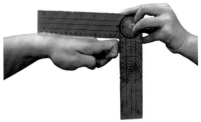
图 9-2-35　手指近端指间关节屈曲
ROM 测量

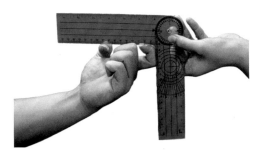
图 9-2-36　手指远端指间关节屈曲 ROM 测量

2. 力量测试

（1）握力测试（图 9-2-37）：当使用握力测力计测试握力时，检查者应按顺序排列患者的 5 个手指并调节间隔，使患者以最大力量抓握测力计，双手交替测试并记录每一次结果。保证患者不疲劳，记录 3 次平均值并与健侧做比较。

（2）捏力测试（图9-2-38）：捏力的强度可以用捏力计进行测试，记录拇指和其他4指的相对捏力、侧捏力等。

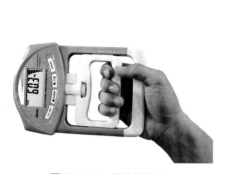 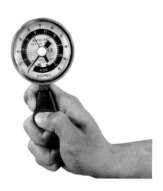

图9-2-37　握力测试　　　　　　　　图9-2-38　捏力测试

3.手肿胀程度的测量

（1）手体积测量：一般为间接测量，利用排出水的体积计算手的体积（图9-2-39）。

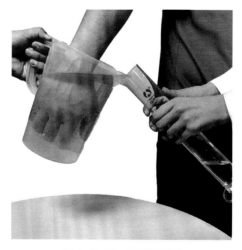

图9-2-39　手体积测量

（2）软尺测量：利用软尺轻贴手皮肤表面进行测量，通常选取腕横纹位置（图9-2-40）。

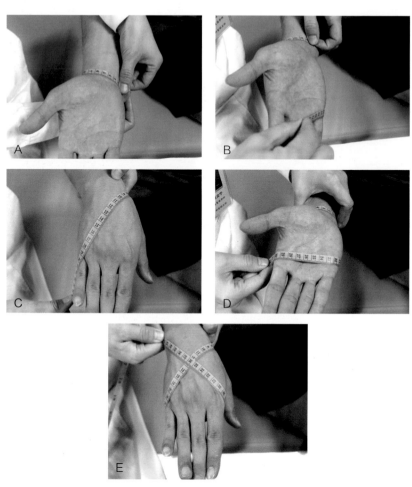

图9-2-40　软尺测量

A. 方法一；B. 方法二；C. 方法三；D. 方法四；E. 方法五

第三节　特殊试验

　　特殊试验在前臂、腕关节和手的评估方面使用较少，在一般检查发现异常表现后，可利用特殊试验辅助诊断。若特殊试验结果为阳性，则表明存在损伤。若结果为阴性，并不能排除损伤。

一、舟骨移动试验

检查者用一只手抓住患者腕关节，四指位于患者前臂背侧（示指或中指指尖放在舟月韧带区），拇指位于患者手掌舟骨结节位置。在保持对舟骨结节的压力下，检查者的另一只手使患者的腕关节从尺侧向桡侧偏移。若患者舟骨疼痛，则为阳性，提示舟月韧带损伤或舟骨不稳（图 9-3-1）。

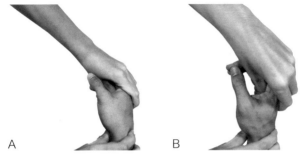

A　　　　　　　　B

图 9-3-1　舟骨移动试验

A. 尺偏；B. 桡偏

二、指浅屈肌试验

检查者将患者的手指固定于伸展位，嘱患者屈曲近端指间关节，这样可以使指浅屈肌单独运动。如果关节屈曲正常，则表明指浅屈肌是完整的。若远端指间关节出现屈曲则提示指浅屈肌无力，若手指无法屈曲则提示指深屈肌和指浅屈肌均无力（图 9-3-2）。

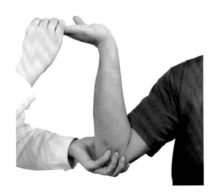

图 9-3-2　指浅屈肌试验

三、芬克尔斯坦试验（Finkelstein 试验）

嘱患者握拳，四指把拇指包住。检查者固定患者前臂，将其手内收的同时使腕关节向尺侧偏移，并对拇长展肌和拇短伸肌肌腱施加压力。如果引起桡骨茎突炎症区域的疼痛，则为阳性，提示桡骨茎突狭窄性腱鞘炎（图9-3-3）。

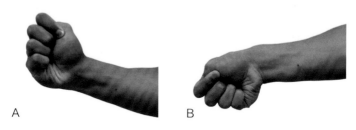

图9-3-3　芬克尔斯坦试验
A.起始；B.尺偏

四、Tinel 征

检查者指尖在患者腕管上部由远到近沿神经走行轻轻叩击。若患者感觉拇指、示指、中指和环指桡侧等相应神经支配皮区麻木、刺痛或异常，多提示正中神经卡压，诊断为腕管综合征。但阴性结果不能排除此病（图9-3-4）。

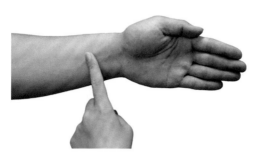

图9-3-4　Tinel 征

五、Allen 征

检查者同时按压患者前臂远端尺、桡动脉后，嘱患者反复用力握拳、伸展手指，直至手部苍白，患者感到手部发烫。检查者放开尺动脉，若无明显变化则再放开桡动脉。若10秒后手掌颜色仍苍白为阳性，提示该血管闭塞，手掌侧支循环不良（图9-3-5）。若松开尺动脉压迫后手部恢复红润，则为阴性。

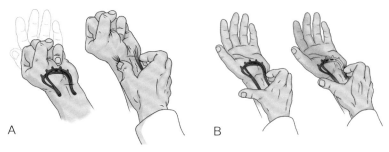

图9-3-5 Allen 征

六、Phalen 征

嘱患者前臂旋前、双手背紧贴，同时，双肘使劲向内用力压，使双腕用力屈曲1分钟。若腕关节出现局部疼痛或手指放电样麻木即为阳性，提示正中神经卡压，可能是腕管综合征（图9-3-6）。

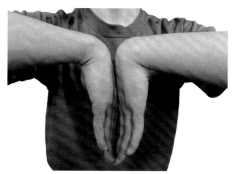

图9-3-6 Phalen 征

七、钢琴键试验

患者取坐位，双臂旋后。检查者一只手托住手掌，另一只手用拇指或示指如按下琴键样按压患者尺骨头。两侧对比检查。阳性体征为出现异常活动度、疼痛或触痛，提示尺骨背侧半脱位（图9-3-7）。

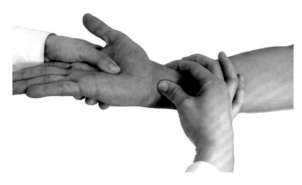

图9-3-7　钢琴键试验

八、三角纤维软骨压力试验

患者前臂旋后并屈肘，检查者一只手抓住手掌，另一只手捏住前臂下端，做腕关节掌屈同时尺偏，再通过患者的手施压把手腕向前臂推压，并向尺骨头方向不断顶撞。出现疼痛提示三角纤维软骨损伤或尺骨茎突骨折（图9-3-8）。

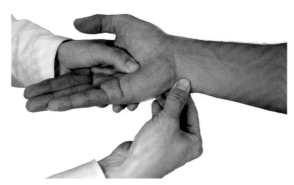

图9-3-8　三角纤维软骨压力试验

九、Sweater 征

嘱患者握拳，如果某个手指的远端指间关节不能屈曲则为阳性，提示指深屈肌腱断裂。大多见于环指（图9-3-9）。

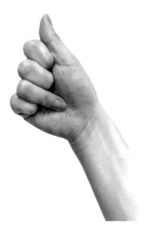

图 9-3-9　Sweater 征

十、尺神经卡压试验（Froment 征）

嘱患者用拇指和示指捏住一张纸。检查者试图从患者手中将纸抽出，如果患者拇指末节因为拇收肌的瘫痪而屈曲，则为阳性。如果同时伴有拇指掌指关节过度背伸，也提示尺神经瘫痪（图 9-3-10）。

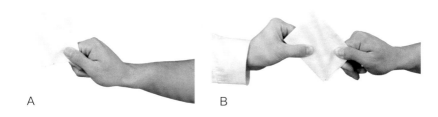

图 9-3-10　尺神经卡压试验

十一、Weber 两点辨别觉试验

用一个工具（如回形针、两点鉴别器、卡钳）同时接触患者手指皮肤的两点，从近侧向远侧检查，找出患者能辨别出的最小两点距离，这个距离就叫作两点辨别阈值。如果患者犹豫不决或者说出的结果不准确，需要在 7 ~ 8 mm 的距离上反复测试 10 次，保证患者的反应是准确的，然后再缩短距离。手部正常的辨别距离小于 6 mm，个体之间有差异（图 9-3-11）。

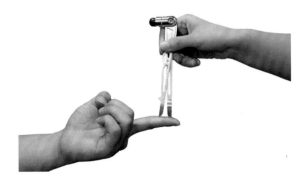

图 9-3-11　Weber 两点辨别觉试验

第四节　功能评估

前臂、腕关节和手的解剖结构较为复杂，完成动作需要前臂、腕关节、手的骨骼支撑与肌肉的协同运动。前臂可以进行内外旋转，腕关节可以进行屈曲、伸展、尺偏、桡偏，手可以完成多种抓握。因此，功能评估是前臂、腕关节和手最重要的诊疗过程。

一、力量抓握

力量抓握需要严格控制抓握的力量以及手指最大限度地屈曲。在抓握时，手的尺侧与桡侧同时用力，以提供更强的稳定性。尺侧提供支持和静态控制（图 9-4-1）。

二、精细抓握

精细抓握是一种仅限于掌指关节的活动，主要涉及手的桡侧。这种类型的抓握需要精准。桡侧（示指和中指）通过与拇指协同工作来提供控制，形成一个"动态三脚架"，以进行精确处理（图 9-4-2）。

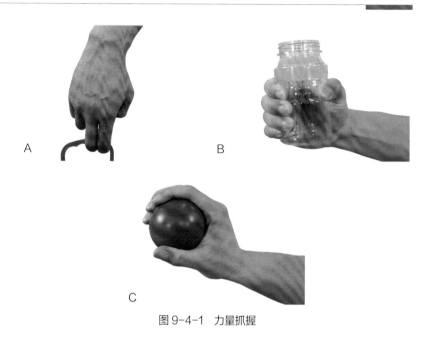

图 9-4-1　力量抓握

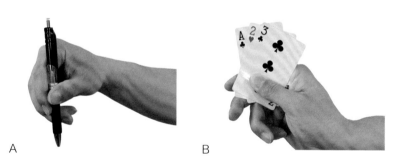

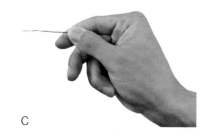

图 9-4-2　精细抓握

三、腕关节和手的功能测试

腕关节和手的功能测试见表 9-4-1。

表 9-4-1　腕关节和手的功能测试

功能	动作	功能测试
1. 前臂旋后，放在桌子上	屈腕	无重复：功能缺失 重复 1 ~ 2 次：功能差 重复 3 ~ 4 次：功能一般 重复 5 次以上：功能正常
2. 前臂旋前，放在桌子上	伸腕	无重复：功能缺失 重复 1 ~ 2 次：功能差 重复 3 ~ 4 次：功能一般 重复 5 次以上：功能正常
3. 前臂中立位，放在桌子上	桡偏	无重复：功能缺失 重复 1 ~ 2 次：功能差 重复 3 ~ 4 次：功能一般 重复 5 次以上：功能正常
4. 前臂中立位，放在桌子上，橡皮筋环绕拇指和示指	拇指屈曲以对抗橡皮筋的阻力	无重复：功能缺失 重复 1 ~ 2 次：功能差 重复 3 ~ 4 次：功能一般 重复 5 次以上：功能正常
5. 前臂中立位，放在桌子上，橡皮筋环绕拇指和示指	拇指伸展以对抗橡皮筋的阻力	无重复：功能缺失 重复 1 ~ 2 次：功能差 重复 3 ~ 4 次：功能一般 重复 5 次以上：功能正常
6. 前臂中立位，放在桌子上，橡皮筋环绕拇指和示指	拇指外展以对抗橡皮筋阻力	无重复：功能缺失 重复 1 ~ 2 次：功能差 重复 3 ~ 4 次：功能一般 重复 5 次以上：功能正常
7. 前臂放在桌子上	拇指示指捏一张纸	持续 0 秒：功能缺失 持续 1 ~ 2 秒：功能差 持续 3 ~ 4 秒：功能一般 持续 5 秒以上：功能正常

续表

功能	动作	功能测试
8. 前臂放在桌子上	拇指示指相对挤压一张纸	持续 0 秒：功能缺失 持续 1 ~ 2 秒：功能差 持续 3 ~ 4 秒：功能一般 持续 5 秒以上：功能正常
9. 前臂放在桌子上	手指屈曲，患者用柱状抓握握住杯子	无重复：功能缺失 重复 1 ~ 2 次：功能差 重复 3 ~ 4 次：功能一般 重复 5 次以上：功能正常
10. 前臂放在桌子上	患者尝试戴上橡胶手套，保持手指伸直	持续 21 秒以上：功能缺失 持续 10 ~ 20 秒：功能差 持续 4 ~ 8 秒：功能差 持续 2 ~ 3 秒：功能正常
11. 前臂放在桌子上，橡皮筋环绕五指	患者尝试打开手掌、手指外展，对抗橡皮筋的阻力并保持	持续 0 秒：功能缺失 持续 1 ~ 2 秒：功能差 持续 3 ~ 4 秒：功能一般 持续 5 秒以上：功能正常
12. 前臂放在桌子上	患者用五指相对捏住一张纸，检查者拉扯纸张	持续 0 秒：功能缺失 持续 1 ~ 2 秒：功能差 持续 3 ~ 4 秒：功能一般 持续 5 秒以上：功能正常

四、功能评估量表

1. 密歇根手结果问卷（表 9-4-2）

本调查问卷有助于跟踪患者的感受以及患者在日常生活活动中的能力。通过标记答案来回答每个问题。请患者尽可能给出最佳答案。每道题分值 1 ~ 5 分，分数越高代表功能越差。

表9-4-2　密歇根手结果问卷

（1）以下问题与您过去一周的手/腕关节功能有关（请为每个问题选择一个答案）。

A. 以下问题与您的右手/腕关节有关					
	很好	好	一般	差	很差
1. 总体而言，您的右手活动能力如何？	1	2	3	4	5
2. 您的右手指活动能力如何？	1	2	3	4	5
3. 您的右手腕活动能力如何？	1	2	3	4	5
4. 您的右手力量如何？	1	2	3	4	5
5. 您的右手触觉敏感度如何？	1	2	3	4	5
B. 以下问题涉及您的左手/腕关节					
	很好	好	一般	差	很差
1. 总的来说，您的左手活动能力如何？	1	2	3	4	5
2. 您的左手指活动能力如何？	1	2	3	4	5
3. 您的左手腕活动能力如何？	1	2	3	4	5
4. 您的左手力量如何？	1	2	3	4	5
5. 您的左手触觉敏感度如何？	1	2	3	4	5

（2）以下问题与上周您的手所完成的特定工作情况有关（每个问题选择一个答案）。

A. 当您只用右手完成下列活动时，您感觉困难度如何？					
	毫无困难	稍微困难	有点困难	比较困难	非常困难
1. 转动门把手	1	2	3	4	5
2. 捡硬币	1	2	3	4	5

3. 端一杯水	1	2	3	4	5
4. 转动门钥匙	1	2	3	4	5
5. 端烤盘	1	2	3	4	5

B. 当您只用左手完成下列活动时，您感觉困难度如何？					
	毫无困难	稍微困难	有点困难	比较困难	非常困难
1. 转动门把手	1	2	3	4	5
2. 捡硬币	1	2	3	4	5
3. 端一杯水	1	2	3	4	5
4. 转动门钥匙	1	2	3	4	5
5. 端烤盘	1	2	3	4	5

C. 当您用双手完成下列活动时，您感觉困难度如何？					
	毫无困难	稍微困难	有点困难	比较困难	非常困难
1. 打开瓶盖	1	2	3	4	5
2. 扣上衬衫 / 泡泡衫纽扣	1	2	3	4	5
3. 用刀 / 叉吃东西	1	2	3	4	5
4. 提起一个物品袋	1	2	3	4	5
5. 洗碟子	1	2	3	4	5
6. 洗头发	1	2	3	4	5
7. 系鞋带 / 打结	1	2	3	4	5

2. Cooney 腕关节评分（表 9-4-3）

Cooney 腕关节评分量表共包含 4 个项目，每道题满分 25 分。优，90 ~ 100 分；良，80 ~ 89 分；可，65 ~ 79 分；差，65 分以下。

表 9-4-3　Cooney 腕关节评分

项目	评分指标	分值	得分
疼痛	无	25	☐
	轻度，偶尔	20	☐
	中度，可以忍受	15	☐
	严重，不能忍受	0	☐
功能	恢复到平时工作状况	25	☐
	工作上受限制	20	☐
	能够坚持工作但未被聘用	15	☐
	由于疼痛而无法工作	0	☐
活动度（与健侧对比）	100% 活动度	25	☐
	75% ~ 99% 活动度	20	☐
	50% ~ 74% 活动度	15	☐
	25% ~ 49% 活动度	5	☐
	0% ~ 24% 活动度	0	☐
握力（与健侧对比）	100%	25	☐
	75% ~ 99%	20	☐
	50% ~ 74%	15	☐
	25% ~ 49%	5	☐
	0% ~ 24%	0	☐

3. 上肢及手功能障碍问卷（DASH）

DASH 是最常用的上肢功能评估工具，在桡骨远端骨折、肘管综合征、臂丛神经损伤等肌肉骨骼疾病中得到了广泛应用。它包含 30 个条目，可评估患者上肢相关的活动、参与及相应症状，总分为 0（无障碍）~ 100（严重障碍），分值越高表示功能越差（表 9-4-4）。

总分 = ［（A、B 两部分分值总和）− 30］/ 1.2

表 9-4-4　上肢及手功能障碍问卷

条目	无障碍（1分）	轻度障碍（2分）	中度障碍（3分）	重度障碍（4分）	严重障碍（5分）
A. 活动能力					
1. 拧开已拧紧的或新的瓶盖					
2. 写字					
3. 用钥匙开门					
4. 准备饭菜					
5. 推开一扇大门					
6. 将物品放到头部上方的小柜子					
7. 繁重的家务劳动（擦地板、洗刷墙壁）					
8. 花园及院子的劳动（打扫卫生、松土等）					
9. 铺床					
10. 拎购物袋或文件箱					
11. 搬运重物（超过 5 kg）					
12. 更换头部上方的灯泡					
13. 洗发或吹干头发					
14. 擦洗背部					
15. 穿毛衣					
16. 用刀切食品					
17. 需要轻微体力的业余活动（打牌等）					
18. 使用臂部力量或冲击力的业余活动（使用锤子等）					
19. 灵活使用手臂的业余活动（打羽毛球、打乒乓球等）					

条目	无障碍（1分）	轻度障碍（2分）	中度障碍（3分）	重度障碍（4分）	严重障碍（5分）
20. 驾驶、乘坐交通工具（乘坐汽车、骑自行车等）					
21. 削苹果					
22. 影响您同家人、朋友、邻居以及其他人群社会交往的程度					
23. 影响您的工作或其他日常活动的程度					
B. 症状严重程度					
24. 休息时肩、臂或手部疼痛					
25. 活动时肩、臂或手部疼痛					
26. 肩、臂或手部麻木、针刺样疼痛					
27. 肩、臂或手部无力					
28. 肩、臂或手部僵硬					
29. 肩、臂或手部疼痛对睡眠的影响程度					
30. 肩、臂或手功能障碍使您感到能力下降、缺乏自信的程度					

第五节　回归运动前评估

前臂、腕关节和手虽然只是肢体远端的一部分，但其不仅参与了上肢运动，更在下肢运动中起到协调作用。因此，在回归运动前需要对前臂、腕关节和手进行充分评估，帮助患者更好地恢复到受伤前水平，提高运动表现。

一、手术或受伤部位愈合

经 X 线、MRI 或超声检查，确认骨折和软组织损伤已经愈合。

二、临床检查合格

（1）无痛全关节活动范围。

Litter 法手指总活动范围：> 220°

前臂旋后：0° ~ 80° ~ 90°

前臂旋前：0° ~ 80° ~ 90°

腕关节掌屈：0° ~ 80°

腕关节背伸：0° ~ 70°

腕关节尺偏：0° ~ 30°

腕关节桡偏：0° ~ 20°

（2）肌力接近正常（包括受累部位以及腕关节、手部肌力）。

健手握力：握力指数大于 50%（握力指数 = 健手握力（kg）/ 体重（kg × 100%）。

健手捏力：约为握力的 30%。

注意：如果可以双手交替，与健侧手做比较。

（3）通过特殊试验检查，未发现阳性体征。

（4）在医师允许下开始回归运动。

三、功能检查合格

（1）腕关节中立位持 0.5 kg 重物超过 1 分钟而无颤抖和疼痛（数字疼痛评分 NPRS < 3）。

（2）动态运动链中腕关节保持中立位，可进行 1 kg 的等长运动，重复 2 × 20 次，无颤抖和疼痛（NPRS < 3），运动平稳，无代偿性运动（例如，推动手或腕关节在一个开放的动力链中向前握住 1 kg 的重量，就像在拳击运动中一样。

（3）杠铃式腕关节卷曲（正手握腕弯举，反手提腕弯举）0.5 ~ 2 kg，无痛，重复至少 15 次。

第十章 心肺评估

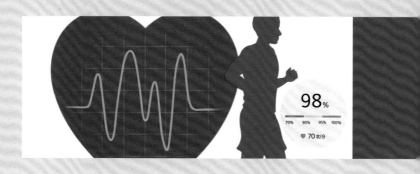

　　心肺功能是人体新陈代谢的基础，也是人体运动耐力的基础。心血管系统和呼吸系统虽然是两个不同的系统，但二者功能障碍的临床表现接近，功能也密切相关。

检查者通过心肺功能评估能够了解患者心肺功能水平，并可根据评估结果制订训练方案，因此，心肺功能评估对科学合理训练、保证训练质量和效率具有重要意义。心肺功能评估前应采集患者病史，主要包括精神状态、并发症、既往史、职业、社会及个人史、家族遗传史、心肺疾病对患者社会生活的影响等方面。运动及静息状态下的症状需要着重关注呼吸困难、胸痛、心悸、晕厥、水肿、疲劳、咳嗽等。以下分别介绍心血管系统和呼吸系统的相关评估方法。

第一节　心血管系统功能评估

人体的心血管系统是由心脏和血管（动脉、静脉、毛细血管）组成的密闭管道，能反映一个人的发育程度、体质状况等。心血管系统评估主要包括观察、心率和血压的测量、超声心动图检查、心功能运动试验等。

一、观察

（1）心前区外形：正常人心前区与右侧胸廓相应部位在形态上基本对称。

（2）心尖搏动：心脏在收缩时，心尖冲击心前区左前下方胸壁，可以引起局部的向外搏动，称为心尖搏动。位置在第5肋间，左锁骨中线内 $0.5 \sim 1.0$ cm，范围为 $2.0 \sim 2.5$ cm。在查体过程中，应着重关注心尖搏动的位置、范围、强度、频率和节律等。

二、心率和血压的测量

1. 心率

心率是心脏每分钟跳动的次数。在正常生理状态下，成人安静时心率为 $60 \sim 100$ 次 / 分，节律整齐，正常情况下心率与脉搏一致。测量心率的方法主要有指触法、心音听诊法、心电图记录法。

（1）测量方法。

1）指触法：用手指触摸身体浅表部位动脉的搏动速率，可以间接代表心率，此为心率的间接测量法。

测量部位：桡动脉。

测量仪器：秒表。

2）心音听诊法：心脏在活动过程中产生的心音可通过周围组织传递到胸壁，用听诊器在胸壁特定部位听诊，能测量出心率，此为心率直接测量法。

测量部位：心尖搏动处。

需要注意的是正常每次心跳有两个声音，即第一心音和第二心音，计数时需要注意，两种心音只能算作一次。

3）心电图记录法：测量心电图上某一导联 3 ～ 5 个 P-P 或 R-R 间期的距离，算出平均 P-P 或 R-R 间期（单位"毫秒"）的时间，即代表一个心动周期的时程。然后用 60 除以这个数据就能计算出每分钟心跳的次数（心率）。

（2）评价标准。

成人心率一般为 60 ～ 100 次 / 分。若心率 < 60 次 / 分，称为窦性心动过缓。生理性窦性心动过缓常见于经常参加训练的官兵，是心脏对长期系统训练的适应，为身体功能状况良好的表现之一。病理性窦性心动过缓常见于窦房结病变、迷走神经张力增强的患者，若无晕厥、先兆晕厥、劳累性呼吸困难等明显症状，一般无须治疗。若心率 > 100 次 / 分，称为窦性心动过速。生理性窦性心动过速常见于运动后、吸烟时、饮酒后或紧张时。病理性窦性心动过速常见于甲亢、贫血患者等，应及时就医。

2. 血压

血压是指血液在血管内流动时，对血管壁产生的侧压力。一般测量的是肱动脉血压。

（1）测量方法。

测量仪器：水银血压计或电子血压计。

测量步骤：患者坐位，右臂自然前伸平放于桌面上，手掌向上。血压计零位与患者心脏和右臂袖带处于同一水平，然后将袖带松紧适宜地缠绕于患者的上臂，距离肘窝 2 ～ 3 cm。将听诊器的体件（感音胶质薄膜）平放在肘窝内侧肱动脉搏动处，轻轻地压住动脉，可听到脉搏声音。顺时针拧紧螺栓打气入袋使水银柱上升，直到听不见肱动脉搏动声时，再打气使水银柱升高 20 ～ 30 mmHg。逆时针扭开螺栓开关，缓慢放气，下降速率以 2 ～ 6 mmHg/s 为宜，放至听到第一次"嗵、嗵"的动脉音时，此时水银柱上的数值（高度）即为收缩压。继续放气，使压力继续下降，可以听到动脉音逐渐增强，并变得清晰，随后又逐渐减弱至消失，动脉音消失的一瞬间，血压计水银柱上的数值即为舒张压。

注意事项：测量前令患者安静休息 10 ~ 15 分钟；袖带缠绕要松紧适宜，血压计的摆放高度要与心脏处于同一水平；如需重复测量时，须将袖带内的空气放尽，使压力降至零（水银柱到零），而后再加压测量。

（2）评价标准（表 10-1-1）。

表 10-1-1　正常成人血压评价标准

类别	收缩压（mmHg）		舒张压（mmHg）
正常血压	<130	和	<85
正常高值血压	130 ~ 139	和（或）	85 ~ 89
1 级高血压	140 ~ 159	和（或）	90 ~ 99
2 级高血压	≥ 160	和（或）	≥ 100

三、超声心动图检查

通过检测心腔内径和心壁厚度的动态变化，了解患者在安静时、训练中和训练后心脏结构及功能的动态变化，对患者心脏功能的判断具有重要意义，具有实时、无创、可多次重复等优点。

测试仪器：彩色超声心动图仪。

测试指标：左室每搏输出量、心输出量、射血分数等。

评价：超声心动图可用于主动脉肺动脉隔缺损、主动脉窦瘤破裂等疾病的临床诊断。

四、心功能运动试验

目前，心功能运动试验有很多，下面介绍较常用的测试方法。

1. PWC$_{170}$ 试验

PWC$_{170}$（physical work capacity）是指被测者在定量负荷运动中，心率达到 170 次 / 分的时候，机体在单位时间内所做的功（kg·m/min）。

（1）测试方法。

1）功率自行车法：可根据不同性别和运动能力安排负荷功率测试，男、女性第一次负荷可分别采用 300 kg·m/min 和 150 kg·m/min，第二次负荷分别采用 600 kg·m/min、300 kg·m/min。男、女性机体的负荷选择参照表 10-1-2 进行。

令患者先后进行两次各 3 ～ 5 分钟的蹬踏功率自行车运动，两次负荷之间休息 5 分钟。每次负荷后即刻记录 10 秒的心率（乘以 6 换算为每分钟心率），按照公式 $PWC_{170} = W1 + (W2 - W1) \times (170 - P1) / (P2 - P1)$（引自人民卫生出版社《运动医学》）进行计算，其中，W1、W2 为第一、二次负荷的功率（kg·m/min），P1、P2 为第一、二次负荷后的心率（次／分）。

表 10-1-2　功率自行车负荷选择表

患者 PWC_{170} 估计值（kg·m/min）	第一次负荷功率值（kg·m/min）	第一次负荷后即刻心率（次／分）				
		80 ～ 89	90 ～ 99	100 ～ 109	110 ～ 119	>120
		第二次负荷功率参考值（kg·m/min）				
＜ 1000	400	1100	1100	900	800	700
1000 ～ 1500	500	1300	1200	1100	900	800
＞ 1500	600	1500	1400	1300	1200	1100

注：引自中国中医药出版社《运动医学》。

2）台阶测定法：如果没有功率自行车，可选用台阶试验来测定 PWC_{170}，但其准确性会有所下降。台阶的高度、上下台阶的频率，要根据患者的身体状况进行选择。上下台阶的每级运动负荷功率，可按下列公式计算。

$W = (4/3) \times (PHN/T)$

P：体重（kg）

H：台阶高度（m）

N：上下台阶的总次数

T：持续运动的时间（min）

（2）评价。通常情况下 PWC_{170} 值越大，表示患者的身体工作能力包括心脏的做功能力越强。不同训练课目、不同性别之间 PWC_{170} 值会有明显的差异，经常进行耐力训练的患者 PWC_{170} 值较高，男性 PWC_{170} 值高于女性。采用体重相对值可以增加结果的可比性。

2. 递增运动负荷试验

递增运动负荷试验（GXT）是在试验过程中，逐渐增加负荷强度，同时测定某些生理指标，直到患者达到能够坚持的最大强度。可用于评价机体心脏功能，为训练方案的制订提供依据。

（1）测试仪器。功率自行车或固定跑台。

（2）测试方法。

1）功率自行车测试：根据患者的身体情况决定起始负荷（如耐力较好的青年男性官兵，可从 50 W 开始；耐力较差者可从 15～25 W 开始），每 3 分钟增加一定的负荷（如耐力较好的青年男性官兵，每 3 分钟增加 50 W；耐力较差者每 3 分钟增加 15～25 W），以此方案持续进行，直到患者达到其最大运动强度。一般而言，总的运动负荷增加一般不超过 7 级。

2）跑台测试：目前常应用固定跑台进行 GXT 试验，选用改良的 Bruce 测试方案，具体方案见表 10-1-3。

表 10-1-3　改良 Bruce 跑台测试方案

级别	速度		坡度	持续时间	代谢当量
	km/h	m/s	%	min	（MET）
0	2.7	45	0	3	2.0
1/2	2.7	45	5	3	3.5
1	2.7	45	10	3	5.0
2	4.0	67	12	3	7
3	5.5	92	14	3	10
4	6.8	113	16	3	13
5	8.0	133	18	3	16
6	8.8	148	20	3	19
7	9.7	162	22	3	22

（3）测试指标。在每级运动负荷的最后 30 秒内分别测量心率、血压、心电图、主观感觉疲劳等级（RPE）、主观感觉、客观表现等，决定是否终止试验。

（4）终止试验指征。运动中心率可采用遥测心率计、手工测试或通过"动态心电监测系统"来测定；运动中血压可采用立式血压计或动态血压计进行测试；运动中测试心电图，当出现心律失常、ST 段压低等异常心电图表现时，应立刻终止运动负荷试验。GXT 测试中的主观感觉方面应该注意有无头晕、耳鸣、恶心、胸闷、胸痛、极度疲劳等表现；客观表现应注意呼吸、排汗量、面色、表情等。

五、其他

（1）运动心率：运动时的心率变化，通常摄氧量每增加 3.5 ml/（min·kg），心率增加 10 次 / 分。

（2）运动血压：运动时，交感神经张力增高，循环中儿茶酚胺增多引起血压升高，收缩压一般随运动量增加而升高，舒张压增加不明显或轻度下降 4 ~ 8 mmHg。

（3）氧脉搏：每分摄氧量与心率的比值，是反映心血管效率的指标，氧脉搏越高说明心肺功能越好，效率越高。

（4）摄氧量与功率斜率（$\Delta VO_2/\Delta WR$）：表示摄氧量增加与功率增加的关系。大多数循环系统疾病患者的 $\Delta VO_2/\Delta WR$ 明显降低，正常人在不活动时 $\Delta VO_2/\Delta WR$ 的正常低限为 8.6 ml/(min·W)。

上述指标均能反映心血管疾病风险，有助于判断预后及风险评估。

第二节　呼吸系统功能评估

呼吸是机体与外界环境进行气体交换的过程，包括外呼吸、气体运输、内呼吸 3 个相互联系的环节。呼吸功能的评估主要包括通气功能评估和换气功能评估。在实际应用中，主要包含观察、呼吸困难评分、肺活量测试、最大通气量测试、屏息试验、呼吸肌功能测试等。

一、观察

1. 胸廓形态

（1）正常胸廓形态：两侧对称，呈椭圆形，前后径与左右径之比约为 1∶1.5。

（2）异常胸廓。

1）桶状胸：前后径∶左右径≥1，同时伴肋间隙增宽，常见于肺气肿。

2）佝偻病胸：为佝偻病所致胸廓改变，包括佝偻病串珠、漏斗胸、鸡胸。

3）脊柱畸形所致胸廓畸形：脊柱前凸、后凸或侧凸均可造成胸廓形态异常，常见于脊柱结核、外伤等。

4）单侧胸廓形态异常。

单侧胸廓膨隆：常见于大量胸腔积液、气胸等。

单侧胸廓塌陷：常见于胸膜肥厚粘连、大面积肺不张、肺叶切除术后等。

2. 呼吸运动

（1）正常呼吸运动：胸式呼吸多见于成年女性，腹式呼吸多见于成年男性及儿童。

（2）呼吸运动类型变化及其临床意义。

1）胸式呼吸减弱或消失：常见于肺炎、胸膜炎、胸壁或肋骨病变。

2）腹式呼吸减弱或消失：常见于腹膜炎、大量腹水、肝脾极度肿大、腹腔巨大肿物、妊娠。

（3）呼吸运动强弱变化的临床意义。

1）呼吸浅快：常见于肺、胸膜疾患，以及呼吸肌运动受限（膈肌麻痹、肠胀气、大量腹水）。

2）呼吸深快：常见于剧烈运动、情绪激动、库斯莫尔呼吸（代谢性酸中毒）。

（4）两侧呼吸运动度变化：两侧呼吸运动度不对称，提示呼吸运动度弱的一侧有病变，从而影响该侧的通气量，如肺炎、胸膜炎、胸腔积液、气胸等。

3. 呼吸运动的频率和节律

（1）正常人呼吸运动的频率为 16～18 次/分，与脉搏之比约为 1：4。节律均匀而整齐。

（2）呼吸运动频率变化。

1）呼吸过快：超过 24 次/分，常见于缺氧、代谢旺盛（如高热）。

2）呼吸过缓：低于 12 次/分，常见于呼吸中枢抑制及颅内压增高等。

3）呼吸运动节律异常的类型。

潮式呼吸：间歇性高通气和呼吸暂停周期性交替。呼吸暂停持续 15～60 秒，然后呼吸幅度逐渐增加，达到最大幅度后慢慢降低直至呼吸暂停。常见于药物所致呼吸抑制、充血性心力衰竭、大脑损害（通常在脑皮质水平）。

间停呼吸：呼吸暂停后呼吸频率和幅度迅速恢复到较正常稍高的水平，然后在呼吸暂停时呼吸迅速终止。常见于颅内压增高、药物所致呼吸抑制、大脑损害（通常在延髓水平）。

库斯莫尔呼吸：呼吸深快，常见于代谢性酸中毒。

叹息样呼吸：常见于神经症。

4. 呼吸时相变化

（1）吸气相延长：主要见于上呼吸道狭窄、大气道（气管）狭窄，常常伴有"三凹征"，即吸气时出现胸骨上窝、锁骨上窝和肋间隙凹陷（为克服吸气阻力，吸气时胸腔内负压增加）。

（2）呼气相延长：主要见于哮喘、慢性阻塞性肺疾病（COPD），常常伴有桶状胸、哮鸣音等异常体征。急性左心衰时也可出现，称为"心源性哮喘"，应与支气管哮喘鉴别。

二、呼吸困难评分

Borg 呼吸困难评分量表由 Borg 于 1970 年设计，改进后的量表由 0～10 级构成，用于量化患者运动时的呼吸努力程度。具体见表 10-2-1。

表 10-2-1　Borg 呼吸困难评分量表

0 分	完全没有（"没事"，代表您没有费力，没有肌肉劳累，没有气喘或呼吸困难）。
0.5 分	刚刚感觉到（非常微弱，刚刚有感觉）
1 分	非常轻微（"很微弱"代表轻微费力。按照您自己的步伐，您愿意走更近的路程。）
2 分	轻微（"微弱"）
3 分	中等（代表有些困难但不是非常困难。感觉继续进行是尚可的、不困难的）
4 分	稍微严重
5 分	严重（"强烈"，非常困难、劳累，但是继续进行不是非常困难。该程度大约是最大值的一半）
6 分	介于 5 分和 7 分之间的症状
7 分	非常严重（"非常强烈"，您能够继续进行，但是您不得不强迫自己而且您非常劳累）
8 分	介于 7 分和 9 分之间的症状
9 分	极其严重（几乎达到最大值）
10 分	最大值（"极其强烈"，对大多数人来讲这是他们以前生活中所经历的最强烈的程度）
得分	

三、肺活量测试

肺活量是指在不限时间的情况下，一次尽力深吸气后，再尽力呼出的气体总量。可用于了解人体呼吸系统发育状况、评价体育锻炼的效果等。肺活量的大小，主要取决于呼吸肌的力量、肺容量和胸廓的弹性等因素。

1. 测试方法

测试仪器：电子肺活量计（图 10-2-1）。

测试步骤：患者面对仪器站立，手持吹气口嘴，进行一两次深呼吸后，深吸一口气，向口嘴处慢慢呼出至不能再呼为止。吹气完毕后，液晶屏上最终显示的数字即为肺活量值（ml）。连测 3 次，每次间隔 15 秒，取其平均值。

2. 评价标准

成年男性：3 500 ～ 4 000 ml。

成年女性：2 500 ～ 3 500 ml。

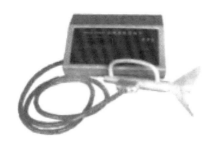

图 10-2-1 电子肺活量计

四、最大通气量测试

最大通气量又称最大自主通气量（MVV），是单位时间内以最快速度和最大限度呼吸的气量，为重要的通气功能指标，可在安静时和不同运动负荷后进行测试。安静时每分钟进、出于肺部的气体总量称为每分通气量，等于呼吸频率和潮气量的乘积。

测定时要求患者以最快的速度与最大限度呼吸 15 秒，呼出的总气量乘以 4，即为每分钟最大通气量。

我国成人正常男性约为 100 L，女性约为 80 L。测定工具往往采用具有连续描记功能的肺活量计和气体代谢测试系统。

五、屏息试验

屏息试验（breath holding test）又称闭气试验，是对患者进行深吸气或深呼气后屏气时间的测定，可反映机体耐受低氧的能力。

1. 测试方法

患者先安静休息，自然呼吸。当听到"开始"口令时，患者做一次深吸气或深呼气后屏气，测试者开表计时，直到不能再屏气即停表，记录屏息时间。

2. 评价标准（表 10-2-2）

表 10-2-2　屏息试验评价标准

人群分类	屏气时间（s）	
	深吸气后	深呼气后
一般健康人		
男性	35 ～ 45	20 ～ 30
女性	25 ～ 35	15 ～ 25
长期锻炼者	> 60	> 40

3. 注意事项

（1）由于屏气时间的敏感度较差，1.5 秒以内的差值，一般无实际意义。

（2）主观意志力会影响屏息时间的长短。

（3）以最大深呼吸的 75% 呼吸深度进行屏息试验，屏息时间最长。

六、呼吸肌功能测试

呼吸肌功能测试主要用于评价呼吸肌疲劳或呼吸功能衰竭，是协助诊断及指导治疗的一种肺功能检查项目。可作为评价呼吸肌锻炼以及药物治疗对呼吸肌功能影响的客观指标。

1. 测试仪器

呼吸肌力测试仪（图 10-2-2）。

2. 测试指标

（1）呼吸肌力量（RMS）：指呼吸肌最大收缩能力。测试指标有最大吸气压（MIP）、最大呼气压（MEP）和跨膈压（Pdi）、最大跨膈压（Pdimax）。

（2）呼吸肌耐力（RME）：指呼吸肌维持一定水平通气的能力。测试指标有最大自主通气量（MVV）和最大维持通气量（MSVC）。

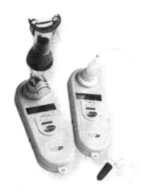

图 10-2-2 呼吸肌力测试仪

3.评价标准

（1）最大吸气压（MIP）和最大呼气压（MEP）。

男性 MIP = 143 − 0.55 × 年龄，MEP = 268 − 1.03 × 年龄；

女性 MIP = 104 − 0.51 × 年龄，MEP = 170 − 0.53 × 年龄；

单位为 cmH_2O。

（2）正常人最大跨膈压（Pdimax）为 90 ～ 215 cmH_2O。

（3）最大自主通气量（MVV）男性约 104 L，女性约 82 L。

（4）最大维持通气量（MSVC）是指能维持 15 分钟 60% MVV 动作时的通气量。

第三节　恢复训练医学指导意见

生命体征正常（安静状态下心率、呼吸、血压、体温等处于正常值范围），且在训练前和训练中无明显头晕、乏力、恶心、发热等不适症状，各项生化指标正常。无明显胸部疼痛。若有外伤，伤口需达到临床愈合标准。心肺功能检查结果在正常参考值范围内。饮食、营养、体力等恢复至接近正常。若因贫血、水肿、甲亢等疾病因素引起心肺功能异常，须达到疾病临床治愈标准，经医师允许才能恢复训练。

第十一章　心理评估

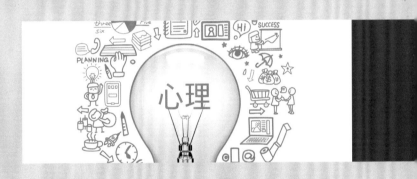

　　军事训练伤指在参加军事训练过程中所发生的骨关节、软组织或器官损伤。随着军队实战化训练的不断深入，军事训练科目不断增多，训练项目逐渐复杂化，训练强度不断增大。模拟战场环境的军事训练致力于营造接近真实的战争环境，军事训练伤有增多的趋势。军事训练伤不仅造成军人身体和生理功能的损害，而且伤员心理应激状况明显高于正常。早期救治期应尽早开展军事训练伤的心理预测、评估和干预，以降低伤员发生心理问题的风险。

第一节　症状评估

一、状态 – 特质焦虑问卷（STAI）

STAI 是由 Spielberger 于 1977 年编制，并于 1983 年修订的一种自我评价问卷。其特点是简便，并能直观地反映焦虑患者的主观感受，而且能将当前（状态）和一贯（特质）的焦虑症状区分开来。状态焦虑描述一种不愉快的情绪体验，如紧张、忧虑和神经症等，一般是短暂性的。特质焦虑描述相对稳定的人格焦虑倾向，适用于具有焦虑症状的成人，具有较广泛的适用性，本调查表共包含 40 个项目。以下按 1983 年版本介绍（表 11–1–1）。

（1）测评方式：自评量表。

（2）测试时间：15 ~ 20 分钟。

（3）量表功能：能同时测定情境性焦虑和特质性焦虑，不但可以评估焦虑患者，也适合于精神卫生调查。

（4）适用人群：适用于有焦虑症状的成人。

（5）结果与解释：采用 1 ~ 4 分的 4 级评分法。前 20 个项目是询问焦虑状态的，其各级评分标准为："1"表示完全没有，"2"表示有些，"3"表示中等程度，"4"表示非常明显。而 1、2、5、8、10、11、15、16、19、20、21、23、24、26、27、30、33、34、36、39 等 20 个项目为反向评分，即按上述顺序依次评为 4、3、2、1 分。分别计算将状态焦虑量表和特质焦虑量表的累加分，最小值为 20，最大值为 80，可反映状态或特质焦虑的程度。分数越高，焦虑程度越严重。

指导语

人们常常将其用来描述自己的陈述，请阅读每一个陈述，然后在右边恰当的圈内打钩，表示你的感觉（第 1 ~ 20 题为此时此刻的感觉，第 21 ~ 40 题为"平时"或"一贯"的感觉）。没有对或错的回答，不要对任何一个陈述花太多的时间去考虑，但所给的回答应是最恰当的。

表 11-1-1　状态 – 特质焦虑问卷

序号	内容	回答			
		完全没有	有些	中等程度	非常明显
1*	我感到心情平静	①	②	③	④
2*	我感到安全	①	②	③	④
3	我是紧张的	①	②	③	④
4	我感到被限制	①	②	③	④
5*	我感到安逸	①	②	③	④
6	我感到烦乱	①	②	③	④
7	我正在为可能发生的不幸而烦恼	①	②	③	④
8*	我感到满意	①	②	③	④
9	我感到害怕	①	②	③	④
10*	我感到舒适	①	②	③	④
11*	我有自信心	①	②	③	④
12	我感到神经过敏	①	②	③	④
13	我极度紧张不安	①	②	③	④
14	我优柔寡断	①	②	③	④
15*	我是轻松的	①	②	③	④
16*	我感到心满意足	①	②	③	④
17	我感到烦恼	①	②	③	④
18	我感到慌乱	①	②	③	④
19*	我感到镇定	①	②	③	④
20*	我感到愉快	①	②	③	④
21*	我感到愉快	①	②	③	④

序号	内容	回答			
		完全没有	有些	中等程度	非常明显
22	我感到神经过敏和不安	①	②	③	④
23*	我感到自我满足	①	②	③	④
24*	我希望像别人那样高兴	①	②	③	④
25	我感到像一个失败者	①	②	③	④
26*	我感到很宁静	①	②	③	④
27*	我是"平静、冷静和镇定自若"的	①	②	③	④
28	我感到困难成堆、无法克服	①	②	③	④
29	我过分忧虑那些无关紧要的事	①	②	③	④
30*	我是高兴的	①	②	③	④
31	我的思想混乱	①	②	③	④
32	我缺乏自信	①	②	③	④
33*	我感到安全	①	②	③	④
34*	我容易做出决断	①	②	③	④
35	我感到不太好	①	②	③	④
36*	我是满足的	①	②	③	④
37	我为一些不重要的想法感到困扰	①	②	③	④
38	我如此沮丧，无法摆脱	①	②	③	④
39*	我是一个情绪很稳定的人	①	②	③	④
40	一想到当前的事情和利益，我就陷入紧张过虑	①	②	③	④

注：*该项为反向评分。

二、症状自评量表

症状自评量表（SCL-90）有时也叫作 Hopkins 症状清单（HSCL）。现版本的 HSCL 由 Derogatis 编制于 1973 年。HSCL 的最早版本编于 1954 年，称为"不适感量表"；至 1965 年，发展为 64 项的 HSCL；20 世纪 70 年代初，Derogatis 编制了 58 项的 HSCL，这是在 SCL-90 问世前应用和研究得最广泛的版本，至今仍有人应用。HSCL-58 中恐怖性焦虑、愤怒－敌对的症状项目不足，而且缺乏反映更严重的精神病理症状的项目（偏执观念和精神病性的项目），因此诞生了 SCL-90。SCL-90 共有 90 个项目，包含有较广泛的精神病症状学内容，从感觉、情感、思维、意识、行为直至生活习惯、人际关系、饮食睡眠等，均有涉及，并采用 10 个因子分别反映 10 个方面的心理症状情况。SCL-90 在国外应用甚广，20 世纪 80 年代引入我国，随即广泛应用（表 11-1-2）。

（1）测评方式：自评。

（2）测试时间：没有严格要求，但一般建议在 20 分钟内完成。

（3）量表功能：SCL-90 是世界上著名的心理健康测试量表之一，是当前使用最为广泛的精神障碍和心理疾病门诊检查量表，将协助您从 10 个方面来了解自己的心理健康程度，即评定一个人是否有某种心理症状及其严重程度如何。该量表只有辅助诊断的作用，不能作为诊断本身，仅凭 SCL-90 的结果，不能对受测者的状况下结论，尤其不能下"有病"还是"无病"的结论。想知道自己是否患抑郁症或其他精神心理障碍，请找精神科医师或是有执业资格的专业心理咨询师。

（4）适用人群：适用范围颇广，主要为成年的神经症、适应障碍及其他轻度精神障碍患者。不适合于躁狂症和精神分裂症患者。

（5）结果与解释。

1）每一个项目均采取 5 级评分制，具体说明如下。

没有：自觉并无该项症状或问题。

很轻：自觉有该项症状，但对患者并无实际影响或影响轻微。

中等：自觉有该项症状，对患者有一定影响。

偏重：自觉常有该项症状，对患者有相当程度的影响。

严重：自觉该症状的频度和强度都十分严重，对患者有严重影响。

所指的"影响"，包括症状所致的痛苦和烦恼，也包括症状造成的心理社会功能损害。"轻""中""重"的具体定义，则应该由患者自己去体会，不必做硬性规定。

2）计分项目和方法。

单项分：90 个项目的各项分值。

总分：90 个单项分相加之和，能反映病情严重程度。按照中国人的常模，总分超过 160 分。160 分以内，情绪正常；160～225 分：轻度异常；225～315 分：明显异常；315～450 分：严重异常。

总均分：总分 /90。

阳性项目数：单项分 ≥ 2 的项目数。表示患者在多少项目中呈现"有症状"。

阴性项目数：单项分 = 1 的项目数，表示患者"无症状"的项目有多少。

阳性症状均分：阳性项目总分 / 阳性项目数；另一计算方法为（总分 - 阴性项目数）/ 阳性项目数。表示患者在所谓阳性项目，即"有症状"项目中的平均得分，反映该患者自我感觉不佳的项目，其严重程度究竟介于哪个范围。

阳性项目数超过 43 项，心理有可能偏离正常，应进一步筛查。

因子分：因子名称及所包含项目如下。①躯体化：包括 1、4、12、27、40、42、48、49、52、53、56 和 58，共 12 项。该因子主要反映主观的身体不适感。②强迫症状：包括 3、9、10、28、38、45、46、51、55 和 65，共 10 项。反映临床上的强迫症状群。③人际关系敏感：包括 6、21、34、36、37、41、61、69 和 73，共 9 项。主要指某些个人不自在感和自卑感，尤其是在与他人相比较时更突出。④抑郁：包括 5、14、15、20、22、26、29、30、31、32、54、71 和 79，共 13 项。反映与临床上抑郁症状群相联系的广泛的概念。⑤焦虑：包括 2、17、23、33、39、57、72、78、80 和 86，共 10 项。指在临床上明显与焦虑症状相联系的精神症状及体验。⑥敌对：包括 11、24、63、67、74 和 81，共 6 项。主要从思维、情感及行为 3 个方面来反映患者的敌对表现。⑦恐怖：包括 13、25、47、50、70、75 和 82，共 7 项。它与传统的恐怖状态或广场恐怖所反映的内容基本一致。⑧偏执：包括 8、18、43、68、76 和 83，共 6 项。主要是指猜疑和关系妄想等。⑨精神病性：

包括 7、16、35、62、77、84、85、87、88 和 90，共 10 项。其中有幻听、思维播散、被洞悉感等反映精神分裂样症状的项目。⑩ 19、44、59、60、64、66 及 89 共 7 个项目，未能归入上述因子，它们主要反映睡眠及饮食情况。我们在有些资料分析中，将之归为因子 10。

以下表格中列出了有些人可能会有的问题，请仔细地阅读每一条，然后根据最近一周内下述情况影响您的实际感觉，在 5 个方格中选择一格，画一个钩"√"。

表 11-1-2　症状自评量表

项目	没有1	很轻2	中等3	偏重4	严重5
1. 头痛	☐	☐	☐	☐	☐
2. 神经过敏，心中不踏实	☐	☐	☐	☐	☐
3. 头脑中有不必要的想法或字句盘旋	☐	☐	☐	☐	☐
4. 头晕或晕倒	☐	☐	☐	☐	☐
5. 对异性的兴趣减退	☐	☐	☐	☐	☐
6. 对旁人责备求全	☐	☐	☐	☐	☐
7. 感到别人能控制您的思想	☐	☐	☐	☐	☐
8. 责怪别人制造麻烦	☐	☐	☐	☐	☐
9. 忘性大	☐	☐	☐	☐	☐
10. 担心自己的衣饰整齐及仪态的端正	☐	☐	☐	☐	☐
11. 容易烦恼和激动	☐	☐	☐	☐	☐
12. 胸痛	☐	☐	☐	☐	☐
13. 害怕空旷的场所或街道	☐	☐	☐	☐	☐
14. 感到自己的精力下降，活动减慢	☐	☐	☐	☐	☐
15. 想结束自己的生命	☐	☐	☐	☐	☐
16. 听到旁人听不到的声音	☐	☐	☐	☐	☐
17. 发抖	☐	☐	☐	☐	☐
18. 感到大多数人都不可信任	☐	☐	☐	☐	☐
19. 胃口不好	☐	☐	☐	☐	☐

项目	没有1	很轻2	中等3	偏重4	严重5
20. 容易哭泣	□	□	□	□	□
21. 同异性相处时感到害羞不自在	□	□	□	□	□
22. 感到受骗、中了圈套或有人想抓住您	□	□	□	□	□
23. 无缘无故地突然感到害怕	□	□	□	□	□
24. 自己不能控制地发脾气	□	□	□	□	□
25. 怕单独出门	□	□	□	□	□
26. 经常责怪自己	□	□	□	□	□
27. 腰痛	□	□	□	□	□
28. 感到难以完成任务	□	□	□	□	□
29. 感到孤独	□	□	□	□	□
30. 感到苦闷	□	□	□	□	□
31. 过分担忧	□	□	□	□	□
32. 对事情不感兴趣	□	□	□	□	□
33. 感到害怕	□	□	□	□	□
34. 感情容易受到伤害	□	□	□	□	□
35. 别人能知道您私下的想法	□	□	□	□	□
36. 感到别人不理解您、不同情您	□	□	□	□	□
37. 感到人们对您不友好，不喜欢您	□	□	□	□	□
38. 做事必须做得很慢以保证做得正确	□	□	□	□	□
39. 心跳得很厉害	□	□	□	□	□
40. 恶心或胃部不舒服	□	□	□	□	□
41. 感到比不上他人	□	□	□	□	□
42. 肌肉酸痛	□	□	□	□	□
43. 感到有人在监视您、谈论您	□	□	□	□	□
44. 难以入睡	□	□	□	□	□
45. 做事必须反复检查	□	□	□	□	□

项目	没有1	很轻2	中等3	偏重4	严重5
46. 难以做出决定	□	□	□	□	□
47. 怕乘电车、公共汽车、地铁或火车	□	□	□	□	□
48. 呼吸有困难	□	□	□	□	□
49. 一阵阵发冷或发热	□	□	□	□	□
50. 因为感到害怕而避开某些东西、场合或活动	□	□	□	□	□
51. 脑子变空了	□	□	□	□	□
52. 身体发麻或刺痛	□	□	□	□	□
53. 喉部有梗塞感	□	□	□	□	□
54. 感到没有前途、没有希望	□	□	□	□	□
55. 不能集中注意力	□	□	□	□	□
56. 感到身体的某一部分软弱无力	□	□	□	□	□
57. 感到紧张或容易紧张	□	□	□	□	□
58. 感到手或脚发重	□	□	□	□	□
59. 想到死亡的事	□	□	□	□	□
60. 吃得太多	□	□	□	□	□
61. 当别人看着您或谈论您时感到不自在	□	□	□	□	□
62. 有一些不属于您自己的想法	□	□	□	□	□
63. 有想打人或伤害他人的冲动	□	□	□	□	□
64. 醒得太早	□	□	□	□	□
65. 必须反复洗手、清点数目或触摸某些东西	□	□	□	□	□
66. 睡得不稳、不深	□	□	□	□	□
67. 有想摔坏或破坏东西的冲动	□	□	□	□	□
68. 有一些别人没有的想法或念头	□	□	□	□	□
69. 感到对别人神经过敏	□	□	□	□	□

项目	没有1	很轻2	中等3	偏重4	严重5
70. 在商店或电影院等人多的地方感到不自在	☐	☐	☐	☐	☐
71. 感到任何事情都很困难	☐	☐	☐	☐	☐
72. 一阵阵恐惧或惊恐	☐	☐	☐	☐	☐
73. 感到在公共场合吃东西很不舒服	☐	☐	☐	☐	☐
74. 经常与人争论	☐	☐	☐	☐	☐
75. 单独一人时神经很紧张	☐	☐	☐	☐	☐
76. 别人对您的成绩没有做出恰当的评价	☐	☐	☐	☐	☐
77. 即使和别人在一起也感到孤单	☐	☐	☐	☐	☐
78. 感到坐立不安、心神不定	☐	☐	☐	☐	☐
79. 感到自己没有什么价值	☐	☐	☐	☐	☐
80. 感到熟悉的东西变得陌生或不像是真的	☐	☐	☐	☐	☐
81. 大叫或摔东西	☐	☐	☐	☐	☐
82. 害怕会在公共场合晕倒	☐	☐	☐	☐	☐
83. 感到别人想占您的便宜	☐	☐	☐	☐	☐
84. 为一些有关"性"的想法而很苦恼	☐	☐	☐	☐	☐
85. 您认为应该因为自己的过错而受到惩罚	☐	☐	☐	☐	☐
86. 感到要赶快把事情做完	☐	☐	☐	☐	☐
87. 感到自己的身体有严重问题	☐	☐	☐	☐	☐
88. 从未感到和其他人很亲近	☐	☐	☐	☐	☐
89. 感到自己有罪	☐	☐	☐	☐	☐
90 感到自己的脑子有毛病	☐	☐	☐	☐	☐

三、心境状态量表

心境状态量表（POMS），是由美国学者 McNair 等编制而成的一种情绪状态评定量表，它包括 7 个分量表（紧张、愤怒、疲劳、抑郁、精力、慌乱和自尊）（表 11-1-3）。

（1）测评方式：自评量表。

（2）测试时间：10 ~ 15 分钟。

（3）量表功能：用于评估个体情绪和心境状态，尤其适用于反映各类重症者（包括生理性重症、心理性重症）心理干预的前后变化，是情绪状态测评的标准化工具。包含的 7 个量表如下。

紧张（第 1、8、15、21、28、35 题）

愤怒（第 2、9、16、22、29、36、37 题）

疲劳（第 3、10、17、23、30 题）

抑郁（第 4、11、18、24、31、38 题）

精力（第 5、12、19、25、32、39 题）

慌乱（第 6、13、20、26、33 题）

自尊（第 7、14、27、34、40 题）

（4）适用人群：16 岁以上人群。

（5）结果与解释。该量表计分方法为："几乎没有"为 0 分，"有一点"为 1 分，"适中"为 2 分，"相当多"为 3 分，"非常多"为 4 分。

1）TMD（情绪纷乱总分）=（紧张 + 愤怒 + 疲劳 + 抑郁 + 慌乱）-（精力 + 自尊）+100；TMD 分数越高，代表心境状况越差，反之则越好。

2）紧张、愤怒、疲劳、抑郁、慌乱代表消极情绪，精力、自尊反映积极情绪。

3）该量表包含 7 个测评维度。①紧张：得分越高，紧张的情绪越明显。②愤怒：得分越高，愤怒、恼怒的情绪越明显。③疲劳：得分越高，越说明身体或心理已经超负荷，需要休息。④抑郁：得分越高，越具有压抑、抑郁的倾向。⑤精力：得分越高，越倾向于充满动力，情绪积极饱满。⑥慌乱：得分越高，意味着越无法井井有条地安排自己的行动。⑦自尊：得分越高，越倾向于对自我的肯定评价，充满自信。

指导语

请根据您上一周（包括今天）的实际感受，在 5 个选项中选出最符合您实际情况的一项。每个感受描述都有 5 个不同选项（0 = 几乎没有；1 = 有一点；2 = 适中；3 = 相当多；4 = 非常多，请您在最能代表您实际情况的选项上打"√"（表 11-1-3）。

表 11-1-3　心境状态量表

项目	几乎没有	有一点	适中	相当多	非常多
1. 紧张	0	1	2	3	4
2. 生气	0	1	2	3	4
3. 无精打采	0	1	2	3	4
4. 不快活	0	1	2	3	4
5. 轻松愉快	0	1	2	3	4
6. 慌乱	0	1	2	3	4
7. 为难	0	1	2	3	4
8. 心烦意乱	0	1	2	3	4
9. 气坏	0	1	2	3	4
10. 劳累	0	1	2	3	4
11. 悲伤	0	1	2	3	4
12. 精神饱满	0	1	2	3	4
13. 集中不了注意力	0	1	2	3	4
14. 自信	0	1	2	3	4
15. 内心不安	0	1	2	3	4
16. 气恼	0	1	2	3	4
17. 筋疲力尽	0	1	2	3	4
18. 沮丧	0	1	2	3	4

项目	几乎没有	有一点	适中	相当多	非常多
19. 主动积极	0	1	2	3	4
20. 慌张	0	1	2	3	4
21. 坐卧不安	0	1	2	3	4
22. 烦恼	0	1	2	3	4
23. 倦怠	0	1	2	3	4
24. 忧郁	0	1	2	3	4
25. 兴致勃勃	0	1	2	3	4
26. 健忘	0	1	2	3	4
27. 有能力感	0	1	2	3	4
28. 易激动	0	1	2	3	4
29. 愤怒	0	1	2	3	4
30. 疲惫不堪	0	1	2	3	4
31. 毫无价值	0	1	2	3	4
32. 富有活力	0	1	2	3	4
33. 有不确定感	0	1	2	3	4
34. 满意	0	1	2	3	4
35. 担忧	0	1	2	3	4
36. 狂怒	0	1	2	3	4
37. 抱怨	0	1	2	3	4
38. 孤弱无助	0	1	2	3	4
39. 劲头十足	0	1	2	3	4
40. 自豪	0	1	2	3	4

第二节 情绪问卷

一、焦虑自评量表（SAS）

焦虑自评量表由 Zung 于 1971 年编制。从量表构造的形式到具体评定方法，都与抑郁自评量表（SDS）十分相似，用于评定焦虑患者的主观感受（表11-2-1）。

（1）测评方式：自评量表。

（2）测试时间：大约需 10 分钟。

（3）量表功能：评定焦虑患者的主观感受。

（4）适用人群：适用于有焦虑症状的成人。

（5）结果与解释：SAS 的主要评定依据为项目所定义的症状出现的频度，分 4 级：没有或很少时间、少部分时间、相当多时间、绝大部分或全部时间。若为正向评分题，依次评为粗分 1、2、3、4；若为反向评分题（有 * 号者），则评分为 4、3、2、1。

SAS 的主要统计指标为总分。在自评者评定结束后，将 20 个项目的各项得分相加，即得出总粗分，再换算成标准分。

SAS 量表中，不同焦虑程度的解析如下。

无焦虑：SAS 的标准分低于 50 分，表示个体没有或很少出现焦虑症状。

轻度焦虑：SAS 的标准分在 50 ~ 59 分之间，表示个体有一定程度的焦虑症状，但这些症状通常不会对日常生活造成太大影响。

中度焦虑：SAS 的标准分在 60 ~ 69 分之间，表示个体的焦虑症状较为明显，可能会对个体的日常生活和心理健康产生一些影响。

重度焦虑：SAS 的标准分在 70 分以上，表示个体的焦虑症状非常严重，可能会对个体的日常生活、工作和心理健康造成显著影响。

表 11-2-1 焦虑自评量表

项目	没有或很少时间	少部分时间	相当多时间	绝大部分或全部时间
1. 我觉得比平常更容易紧张和着急	□	□	□	□

项目	没有或很少时间	少部分时间	相当多时间	绝大部分或全部时间
2. 我无缘无故地感到害怕	☐	☐	☐	☐
3. 我容易心里烦乱或觉得惊恐	☐	☐	☐	☐
4. 我觉得我可能将要发疯	☐	☐	☐	☐
*5. 我觉得一切都好，也不会发生什么不幸	☐	☐	☐	☐
6. 我手脚发抖打战	☐	☐	☐	☐
7. 我因为头痛、颈痛和背痛而苦恼	☐	☐	☐	☐
8. 我感觉容易衰弱和疲乏	☐	☐	☐	☐
*9. 我觉得心平气和，并且容易安静坐着	☐	☐	☐	☐
10. 我觉得心跳很快	☐	☐	☐	☐
11. 我因为一阵阵头晕而苦恼	☐	☐	☐	☐
12. 我有晕倒发作，或觉得要晕倒似的	☐	☐	☐	☐
*13. 我觉得吸气、呼气都很容易	☐	☐	☐	☐
14. 我感到手脚麻木和刺痛	☐	☐	☐	☐
15. 我因为胃痛和消化不良而苦恼	☐	☐	☐	☐
16. 我常常要小便	☐	☐	☐	☐
*17. 我的手常常是干燥温暖的	☐	☐	☐	☐
18. 我脸红发热	☐	☐	☐	☐
*19. 我容易入睡并且整夜睡得很好	☐	☐	☐	☐
20. 我做噩梦	☐	☐	☐	☐

二、抑郁自评量表

抑郁自评量表（SDS）由 Zung 编制于 1965 年，为美国教育卫生福利部推荐的用于精神药理学研究的量表之一，因使用简便，应用颇广（表 11-2-2）。

（1）测评方式：自评量表。

（2）测试时间：大约需 10 分钟。

（3）量表功能：评定抑郁患者的主观感受。

（4）适用人群：适用于有抑郁症状的成人。

（5）结果与解释：SDS 按症状出现频度评定，分 4 个等级：没有或很少时间，少部分时间，相当多时间，绝大部分或全部时间。总共有 20 个项目，其中 10 个正向评分，10 个反向评分。若为正向评分题，则分数依次为 1、2、3、4；若为反向评分题（项目中带 * 号），则分数依次为 4、3、2、1。

SDS 的主要统计指标是总分，但要经过一次转换。

待自评结束后，把 20 个项目中的各项分数相加，即得到总粗分，然后通过公式转换：Y = in + (1.25X)。即用粗分乘以 1.25 后取其整数部分，就得到标准总分（indes score，Y）。按照中国常模结果，SDS 总粗分的分界值为 41 分，标准分为 53 分。标准总分 53 ~ 62 为轻度抑郁，63 ~ 72 为中度抑郁，73 分及以上为重度抑郁。

指导语

下面有 20 个项目，请仔细阅读每个项目，把意思弄明白。然后根据您最近一周的实际情况在适当的方格内打钩"√"，4 个方格分别代表：没有或很少时间；少部分时间；相当多时间；绝大部分或全部时间。

表 11-2-2　抑郁自评量表

项目	没有或很少时间	少部分时间	相当多时间	绝大部分或全部时间	工作人员计分
1. 我觉得闷闷不乐，情绪低沉	☐	☐	☐	☐	＿＿＿
*2. 我觉得一天之中早晨最好	☐	☐	☐	☐	＿＿＿
3. 我一阵阵哭出来或觉得想哭	☐	☐	☐	☐	＿＿＿

续表

项目	没有或很少时间	少部分时间	相当多时间	绝大部分或全部时间	工作人员计分
4. 我晚上睡眠不好	☐	☐	☐	☐	____
*5. 我吃得跟平常一样多	☐	☐	☐	☐	____
*6. 我与异性密切接触时和以往一样感到愉快	☐	☐	☐	☐	____
7. 我发觉我的体重在下降	☐	☐	☐	☐	____
8. 我有便秘的苦恼	☐	☐	☐	☐	____
9. 我心跳比平时快	☐	☐	☐	☐	____
10. 我无缘无故地感到疲乏	☐	☐	☐	☐	____
*11. 我的头脑跟平常一样清楚	☐	☐	☐	☐	____
*12. 我觉得经常做的事情并没有困难	☐	☐	☐	☐	____
13. 我觉得不安而平静不下来	☐	☐	☐	☐	____
*14. 我对将来抱有希望	☐	☐	☐	☐	____
15. 我比平常容易生气激动	☐	☐	☐	☐	____
*16. 我觉得做出决定是容易的	☐	☐	☐	☐	____
*17. 我觉得自己是个有用的人，有人需要我	☐	☐	☐	☐	____
*18. 我的生活过得很有意思	☐	☐	☐	☐	____
19. 我认为如果我死了别人会生活得好些	☐	☐	☐	☐	____
*20. 平常感兴趣的事我仍然感兴趣	☐	☐	☐	☐	____

三、流调用抑郁自评量表

流调用抑郁自评量表，由美国国立精神卫生研究所 Sirodff 编制于 1977 年，原名为流行学研究中心抑郁量表（center for epidemioological survey，depression scale，CES-D）。该表被较广泛地用于流行病学调查，用以筛查出有抑郁症状的对象，以便进一步检查确诊。也有人将其用作临床检查，评定抑郁症状的严重程度。与其他抑郁自评量表相比，CES-D 更着重于个体的情绪体验，较少涉及抑郁时的躯体症状（表 11-2-3）。

（1）测评方式：自评量表。

（2）测试时间：需 5 ～ 7 分钟。

（3）量表功能：可作为一般人群的抑郁症状的筛选工具，也可作为临床检查，评定抑郁症状的严重程度。

（4）适用人群：适用于有抑郁症状的成人。

（5）结果与解释：不足 1 天者为"没有或基本没有"，1 ～ 2 天为"少有"，3 ～ 4 天为"常有"，5 ～ 7 天为"几乎一直有"。上述顺序依次评为 3、2、1 和 0 分。其中 4、8、12 和 16 题，为反向评分题，（标有 * 号者），即评分顺序为 0、1、2、3。≤ 16 分，无抑郁；17 ～ 19，疑似抑郁情绪；≥ 20 分，有一定程度抑郁情绪。

下面是您可能有过或感觉到的情况或想法。请按照过去一周内您的实际情况或感觉，在适当的方框内画"√"。没有或基本没有（过去一周内，出现这类情况的日子不超过 1 天）；少有（过去一周内，有 1 ～ 2 天有过这类情况）；常有（过去一周内，有 3 ～ 4 天有过这类情况）；几乎一直有（过去 1 周内，有 5 ～ 7 天有过这类情况）

表 11-2-3　流调用抑郁自评量表

项目	没有或基本没有	少有	常有	几乎一直有
1. 我因一些小事而烦恼	☐	☐	☐	☐
2. 我不太想吃东西，我的胃口不好	☐	☐	☐	☐
3. 即使家属和朋友帮助我，我仍然无法摆脱心中的苦闷	☐	☐	☐	☐
*4. 我觉得我和一般人一样好	☐	☐	☐	☐
5. 我在做事时无法集中自己的注意力	☐	☐	☐	☐
6. 我感到情绪低沉	☐	☐	☐	☐

续表

项目	没有或基本没有	少有	常有	几乎一直有
7. 我感到做任何事都很费力	☐	☐	☐	☐
*8. 我觉得前途是有希望的	☐	☐	☐	☐
9. 我觉得我的生活是失败的	☐	☐	☐	☐
10. 我感到害怕	☐	☐	☐	☐
11. 我的睡眠情况不好	☐	☐	☐	☐
*12. 我感到孤单	☐	☐	☐	☐
13. 我比平时说话要少	☐	☐	☐	☐
14. 我感到孤独	☐	☐	☐	☐
15. 我觉得人们对我不太友好	☐	☐	☐	☐
*16. 我觉得生活很有意思	☐	☐	☐	☐
17. 我曾哭泣	☐	☐	☐	☐
18. 我感到忧愁	☐	☐	☐	☐
19. 我觉得人们不喜欢我	☐	☐	☐	☐
20. 我觉得无法继续我的日常工作	☐	☐	☐	☐

第三节　疲劳评估

一、个人疲劳强度问卷

个人疲劳强度问卷（CIS）是由 Vercoulen 等于 1994 年为测量慢性疲劳综合征患者的疲劳情况而设计的量表，可用于测量疲劳的严重程度。

（1）测评方式：自评量表。

（2）测试时间：10 ~ 15 分钟。

（3）量表功能：用于测评患者过去 2 周的疲劳程度。

（4）适用人群：16 岁以上人群。

（5）结果与解释：CIS 有 4 个子量表，分别为主观疲劳程度量表（8 个条目）、注意力量表（5 个条目）、动力量表（4 个条目）和体力量表（3 个条目），共 20 个条目。

CIS 采用 Likert 7 级评分法，每个条目 1～7 分，从"非常同意"到"非常不同意"。有 11 个条目为反向计分，总分 140 分，≥76 分为疲劳，总分越高表示越疲劳。

指导语

请您根据您过去两周的真实感受，对以下各表述做出您的评价。每种表述都有 7 种不同选项（1＝非常同意；2＝比较同意；3＝有点同意；4＝不确定；5＝有点不同意；6＝比较不同意；7＝非常不同意），请您在最能代表您观点的选项上打"√"（表 11-3-1）。

表 11-3-1 个人疲劳强度问卷

项目	非常同意	比较同意	有点同意	不确定	有点不同意	比较不同意	非常不同意
1. 我感到累	7	6	5	4	3	2	1
2. 我感到很有活力	1	2	3	4	5	6	7
3. 我感到我思维变慢了	7	6	5	4	3	2	1
4. 我感到身体很疲劳	7	6	5	4	3	2	1
5. 我想做有意思的事情	1	2	3	4	5	6	7
6. 我感觉良好	1	2	3	4	5	6	7
7. 我一天中能做相当多的事情	1	2	3	4	5	6	7
8. 我做事时能很好地集中精力	1	2	3	4	5	6	7
9. 我感到自己虚弱	7	6	5	4	3	2	1
10. 一天中我不能做太多的事情	7	6	5	4	3	2	1
11. 我能比较好地集中注意力	1	2	3	4	5	6	7

项目	非常同意	比较同意	有点同意	不确定	有点不同意	比较不同意	非常不同意
12. 我能感觉到休息好了	1	2	3	4	5	6	7
13. 我集中注意力有困难	7	6	5	4	3	2	1
14. 我感到身体状况差	7	6	5	4	3	2	1
15. 我有很多计划	1	2	3	4	5	6	7
16. 我很快就累了	7	6	5	4	3	2	1
17. 我的精力有限	7	6	5	4	3	2	1
18. 我做任何事都不很热切	7	6	5	4	3	2	1
19. 我容易精神涣散、走神	7	6	5	4	3	2	1
20. 我的身体状况还不错	1	2	3	4	5	6	7

二、疲劳量表 -14

疲劳量表 -14（Fatigue Scale-14，FS-14）是由英国 Kings College Hospital 心理医学研究室的 Trudie Chalder 及 Queen Marys University Hospital 的 G.Berelowitz 等多位专家于 1992 年共同编制的。疲劳一直是一个很难定义与描述的症状，尤其是疲劳的主观感觉方面。为了更好地对疲劳进行流行病学和症状学研究，Trudie Chalder 等人研制出了 FS-14 量表。FS-14 量表可用于测定疲劳症状的严重性、评估临床疗效，以及在流行病学中筛选疲劳病例。

（1）测评方式：自评或由医师、康复师或有测试经验的人员施测。

（2）测试时间：5 ~ 10 分钟。

（3）量表功能：测定疲劳症状的严重性。

（4）适用人群：16 岁以上人群。

（5）结果与解释：第 10、13、14 条 3 个条目为反向计分，即回答"是"计为 0 分，回答"否"计为"1"分。其他 11 个条目都为正向计分，即回答"是"计为"1"分，回答"否"计为"0"分。

将第 1 ~ 8 条 8 个条目的分值相加即得躯体疲劳分值，将第 9 ~ 14 条 6 个条目的分值相加即得脑力疲劳分值，而疲劳总分值为躯体及脑力疲劳分值之和。躯体疲劳分值最高为 8，脑力疲劳分值最高为 6，总分最高为 14；分值越高，反映疲劳程度越严重。躯体疲劳 6 分以上为轻度，8 分为重度。脑力疲劳 4 分以上为轻度，6 分为重度。总疲劳，10 分为轻度，13 分为重度。

指导语

请您仔细阅读每一个条目，根据最适合您的情况圈出"是"或"否"。（表 11-3-2）。

表 11-3-2　疲劳量表 -14

项目	是	否
躯体疲劳		
1. 您有过被疲劳困扰的经历吗?	1	0
2. 您是否需要更多的休息?	1	0
3. 您感觉犯困或昏昏欲睡吗?	1	0
4. 您在着手做事情时是否感到费力?	1	0
5. 您在着手做事情时并不感到费力，但当您继续进行时是否感到力不从心?	1	0
6. 您感觉体力不够吗?	1	0
7. 您感觉您的肌肉力量比以前减小了吗?	1	0
8. 您感觉虚弱吗?	1	0
脑力疲劳		
9. 您集中注意力有困难吗?	1	0
10. 您在思考问题时头脑像往常一样清晰、敏捷吗?	0	1
11. 您在讲话时口头不利落吗?	1	0
12. 讲话时，您发现找到一个合适的字眼很困难吗?	1	0
13. 您现在的记忆力像往常一样吗?	0	1
14. 您还喜欢做过去习惯做的事情吗?	0	1

三、疲劳严重程度量表

疲劳严重程度量表（FSS）由 Herlofson 和 Larsen 编制。该量表包括 9 个条目，通过 7 个分值点评价，自 1 分至 7 分为非常不同意过渡为非常同意。该量表被国际运动障碍学会推荐应用于帕金森病患者的疲劳筛查和严重程度评价。

（1）测评方式：自评。

（2）测试时间：5 分钟。

（3）量表功能：帕金森病患者的疲劳筛查和严重程度评价。

（4）适用人群：目前国外多用 FSS 评价脑卒中患者的疲劳水平。FSS 曾被应用于多发性硬化、帕金森病、慢性疲劳综合征及脑外伤患者等。

（5）结果与解释：1、2、3、4、5、6、7 分别代表每个条目分数，把 9 个条目所得分数相加即为总得分。总得分低于 36 分，说明您或许不会感到疲劳；总得分为 36 分或者高于 36 分，表明您可能需要做进一步评估。

指导语

请您根据您过去一周的真实感受，对以下各表述做出您的评价。每种表述自 1 分至 7 分为非常不同意过渡为非常同意。请您在最能代表您观点的选项上打"√"（表 11-3-3）。

表 11-3-3　疲劳严重程度量表

在过去一周的时间里，我发现	不同意				同意		
	1	2	3	4	5	6	7
1. 当我感到疲劳时，我就什么事都不想做了							
2. 锻炼让我感到疲劳							
3. 我很容易疲劳							
4. 疲劳影响我的体能							
5. 疲劳带来频繁的不适							
6. 疲劳使我不能保持体能							
7. 疲劳影响我从事某些工作							
8. 疲劳是最影响我活动能力的症状之一							
9. 疲劳影响了我的工作、家庭、社会活动							

第四节　睡眠质量评估

匹兹堡睡眠质量指数量表

匹兹堡睡眠质量指数（PSQI）量表是由美国匹兹堡大学精神科医师 Buysse 博士等人于 1993 年编制，常用于评价一般人或睡眠障碍患者的睡眠质量。PSQI 量表从睡眠质量、入睡时间、睡眠时间、睡眠效率、睡眠障碍、催眠药物、日间功能障碍等 7 个维度评价睡眠，是比较全面的睡眠评价量表（表 11-4-1）。

（1）测评方式：PSQI 量表分自评与他评 2 个部分。自评部分条目 1 ~ 4 为填空题、条目 5 ~ 10 为选择题（其中第 5 题细分为 10 道小题），条目 10 不参与计分。他评部分条目 11 ~ 15，均为选择题且不参与计分。

（2）测试时间：5 ~ 10 分钟。

（3）量表功能：该量表用于评定一般人或睡眠障碍患者近 1 个月的睡眠质量。适用于睡眠障碍患者、精神障碍患者的睡眠障碍评价、疗效观察，同时也适用于一般人群睡眠质量的调查研究。

（4）适用人群：主要用于睡眠障碍患者。

（5）结果与解释：PSQI 量表计分时细分为 A ~ G 7 个成分（表 11-4-2），分别是：主观睡眠质量、入睡时间、睡眠时间、睡眠效率、睡眠障碍、催眠药物以及日间功能障碍。各成分均是通过 PSQI 量表自评部分条目 1 ~ 9 计算出结果。每个成分计 0 ~ 3 分，则 PSQI 总分范围为 0 到 21 分，得分越高，表示睡眠质量越差。

指导语

请根据您最近一个月的实际睡眠情况，选择最适合的答案。

表 11-4-1　PSQI 量表 - 评分内容

条目编号	项目	选项
1	过去 1 个月，您上床睡觉的时间通常是？（请按 24 小时制填写）	上床睡觉的时间是 ___ 点 ___ 分
2	过去 1 个月，您每晚通常要多长时间（分钟）才能入睡？	0 ~ 15 分钟（0 分） 16 ~ 30 分钟（1 分） 31 ~ 60 分钟（2 分） ＞60 分钟（3 分）

续表

条目编号	项目	选项
3	过去 1 个月，每天早上通常什么时候起床？（请按 24 小时制填写）	起床的时间是 ___ 点 ___ 分
4	近 1 个月，每天的实际睡眠时间是多少？	每晚实际睡眠 ___ 小时 ___ 分钟
	说明：过去 1 个月您是否因为以下问题而经常睡眠不好？	
5	A.30 分钟内不能入睡	过去 1 个月没有 每周平均不足 1 个晚上 每周平均 1 ～ 2 个晚上 每周平均 3 个或更多晚上
	B. 晚上在睡眠中醒来或早醒	过去 1 个月没有 每周平均不足 1 个晚上 每周平均 1 ～ 2 个晚上 每周平均 3 个或更多晚上
	C. 晚上有无起床上洗手间	过去 1 个月没有 每周平均不足 1 个晚上 每周平均 1 ～ 2 个晚上 每周平均 3 个或更多晚上
	D. 不舒服的呼吸	过去 1 个月没有 每周平均不足 1 个晚上 每周平均 1 ～ 2 个晚上 每周平均 3 个或更多晚上
	E. 大声咳嗽或打鼾	过去 1 个月没有 每周平均不足 1 个晚上 每周平均 1 ～ 2 个晚上 每周平均 3 个或更多晚上
	F. 感到寒冷	过去 1 个月没有 每周平均不足 1 个晚上 每周平均 1 ～ 2 个晚上 每周平均 3 个或更多晚上
	G. 感到太热	过去 1 个月没有 每周平均不足 1 个晚上 每周平均 1 ～ 2 个晚上 每周平均 3 个或更多晚上

条目编号	项目	选项
	H. 做噩梦	过去 1 个月没有 每周平均不足 1 个晚上 每周平均 1～2 个晚上 每周平均 3 个或更多晚上
5	I. 出现疼痛	过去 1 个月没有 每周平均不足 1 个晚上 每周平均 1～2 个晚上 每周平均 3 个或更多晚上
	J. 如果有其他影响睡眠的事情，请说明	过去 1 个月没有 每周平均不足 1 个晚上 每周平均 1～2 个晚上 每周平均 3 个或更多晚上
6.	您对过去 1 个月睡眠质量的评分	非常好 尚好 不好 非常差
7.	近 1 个月催眠药物使用情况	过去 1 个月没有 每周平均不足 1 个晚上 每周平均 1～2 个晚上 每周平均 3 个或更多晚上
8.	过去 1 个月您在开车、吃饭或参加社会活动时难以保持清醒状态	过去 1 个月没有 每周平均不足 1 个晚上 每周平均 1～2 个晚上 每周平均 3 个或更多晚上
9.	过去 1 个月您在积极完成事情上有无困难？	没有困难 有一点困难 比较困难 非常困难

条目编号	项目	选项
10	您是与人同睡一床（睡觉同伴，包括配偶等）或有室友？	没有与人同睡一床或有室友 同伴或室友在另外房间 同伴在同一房间但不同床 同伴在同一床上
11	在您睡觉时，有无打鼾声	过去1个月没有 每周平均不足1个晚上 每周平均1～2个晚上 每周平均3个或更多晚上
12	在您睡觉时，呼吸之间有没有长时间停顿	过去1个月没有 每周平均不足1个晚上 每周平均1～2个晚上 每周平均3个或更多晚上
13	在您睡觉时，呼吸之间有没有长时间停顿	过去1个月没有 每周平均不足1个晚上 每周平均1～2个晚上 每周平均3个或更多晚上
14	在您睡觉时是否出现不能辨认方向或感到混乱的情况	过去1个月没有 每周平均不足1个晚上 每周平均1～2个晚上 每周平均3个或更多晚上
15	在您睡觉时您有无其他睡不安宁的情况。若有，请描述 _____	过去1个月没有 每周平均不足1个晚上 每周平均1～2个晚上 每周平均3个或更多晚上

表 11-4-2　PSQI 量表 - 计分方法

PSQI 各成分含义及计分方法		
	项目	计分
A. 睡眠质量	根据条目 6 的应答计分	"尚好"计 1 分 "不好"计 2 分 "非常差"计 3 分
B. 入睡时间	根据条目 2 的应答计分	"< 15 分钟"计 0 分 "16 ~ 30 分钟"计 1 分 "31 ~ 60 分钟"计 2 分 "> 60 分钟"计 3 分
	根据条目 5A 的应答计分	"无"计 0 分 "< 1 次 / 周"计 1 分 "1 ~ 2 次 / 周"计 2 分 "≥ 3 次 / 周"计 3 分
	累加条目 2 和 5A 的计分，即为条目 B 得分	"0"计 0 分 "1 ~ 2"计 1 分 "3 ~ 4"计 2 分 "5 ~ 6"计 3 分
C. 睡眠时间	根据条目 4 的应答计分	"> 7 小时"计 0 分 "6 ~ 7 小时"计 1 分 "5 ~ 6 小时"计 2 分 "< 5 小时"计 3 分
D. 睡眠效率	睡眠效率 = 条目 4（睡眠时间）/床上时间 ×100% 注：床上时间 = 条目 3（起床时间）- 条目 1（上床时间）	睡眠效率 > 85% 计 0 分 睡眠效率 75% ~ 84% 计 1 分 睡眠效率 65% ~ 74% 计 2 分 睡眠效率 < 65% 计 3 分
E. 睡眠障碍	根据条目 5B ~ 5J 的计分	"无"计 0 分 "< 1 次 / 周"计 1 分 "1 ~ 2 次 / 周"计 2 分 "≥ 3 次 / 周"计 3 分
	累加条目 5B ~ 5J 的计分，即为条目 E 得分	"0"计 0 分 "1 ~ 9"计 1 分 "10 ~ 18"计 2 分 "19 ~ 27"计 3 分

	项目	计分
F. 催眠药物	根据条目7的应答计分	"无" 计 0 分 "＜1次/周" 计 1 分 "1～2次/周" 计 2 分 "≥3次/周" 计 3 分
G. 日间功能障碍	根据条目8的应答计分	"无" 计 0 分 "＜1次/周" 计 1 分 "1～2次/周" 计 2 分 "≥3次/周" 计 3 分
	根据条目9的应答计分	"没有困难" 计 0 分 "有一点困难" 计 1 分 "比较困难" 计 2 分 "非常困难" 计 3 分
	累计条目8和条目9的得分，即条目G的得分	"0" 计 0 分 "1～2" 计 1 分 "3～4" 计 2 分 "5～6" 计 3 分

PSQI 总分 = 成分 A + 成分 B + 成分 C + 成分 D + 成分 E + 成分 F + 成分 G

注：PSQI 总分 0～21 分。

0～5 分，说明睡眠质量很好；6～10 分，说明睡眠质量较好；11～15 分，说明睡眠质量一般；16～21 分，说明睡眠质量差。

第五节　自我效能评估

一、工作倦怠感量表（MBI）

该量表是由美国社会心理学家 Maslach 和 Jaskson 联合开发的，面世之后得到了广泛的应用和检验，已经被证明具有良好的内部一致性信度、再测信度、结构效度、构想效度等。共包括 3 个维度情感耗竭、去人格化和个人成就感降低，22 个条目。

（1）测评方式：自评。

（2）测试时间：10～15分钟。

（3）量表功能：目前评估职业倦怠感最常用的测量工具。

（4）适用人群：适用于16岁以上各行业人群。

（5）结果与解释：所有条目采用0～6分评分，通过累加来计算每一方面的得分。

情感耗竭维度包括9个条目（1、2、3、6、8、13、14、16、20），评估工作压力引起的个体情绪反应，条目均为正向计分，即得分越高工作倦怠越严重。得分范围：0～54分。

去人格化维度包括5个条目（5、10、11、15、22），评估工作压力引起的个体感觉及态度方面的改变，条目均为正向计分，即得分越高工作倦怠越严重。得分范围：0～30分。

个人成就感降低维度包括8个条目（4、7、9、12、17、18、19、21），评估工作压力所导致的个体对工作的看法，所有条目采用反向计分法，即得分越低工作倦怠越严重。得分范围：0～48分。

指导语

倦怠感是一种在从事服务性工作的人员中发生的，以身心疲惫、自我成就感降低为特征的综合征。表11-5-1中列出了工作人员可能有的问题，请您仔细阅读每一项，然后根据最近一个月的实际情况，在后面的选项上打"√"。要求：独立的、不受任何人影响的自我评定。

表11-5-1　工作倦怠感量表

项目	从未有过	极少数时候	少数时候	稍多时候	多数时候	几乎每天	每天
1. 我感到自己在工作中投入了过多的感情	0	1	2	3	4	5	6
2. 下班时，我感到自己的精力全部都被耗尽了	0	1	2	3	4	5	6
3. 早上醒来时想到又要面对一天的工作，我感到很累	0	1	2	3	4	5	6
4. 我能轻松地理解患者或同事的感受	0	1	2	3	4	5	6

续表

项目	从未有过	极少数时候	少数时候	稍多时候	多数时候	几乎每天	每天
5. 我感到自己用一种冷漠的方式对待某些人	0	1	2	3	4	5	6
6. 工作一整天对我来说很紧张	0	1	2	3	4	5	6
7. 我能非常有效地解决工作中的问题	0	1	2	3	4	5	6
8. 我的工作使我疲惫不堪	0	1	2	3	4	5	6
9. 我感到自己的工作对别人的生活来说很重要	0	1	2	3	4	5	6
10. 开始从事这项工作以来，我变得对人更冷淡了	0	1	2	3	4	5	6
11. 我担心这项工作使我感情冷漠	0	1	2	3	4	5	6
12. 我感到精力非常充沛	0	1	2	3	4	5	6
13. 我的工作使我有挫折感	0	1	2	3	4	5	6
14. 我觉得自己工作得太辛苦	0	1	2	3	4	5	6
15. 我不太关心发生在某些患者身上的事情	0	1	2	3	4	5	6
16. 从事直接与人打交道的工作给我带来巨大的压力	0	1	2	3	4	5	6
17. 我能毫不费劲地创造一个轻松的工作氛围	0	1	2	3	4	5	6
18. 能从事与人密切接触的工作使我很愉快	0	1	2	3	4	5	6
19. 我在自己的工作中完成了许多有价值的事	0	1	2	3	4	5	6
20. 我感到自己已经到了忍受的极点	0	1	2	3	4	5	6

续表

项目	从未有过	极少数时候	少数时候	稍多时候	多数时候	几乎每天	每天
21.在工作中，我能非常冷静地处理情绪问题	0	1	2	3	4	5	6
22.在工作中，我感到别人因为他（她）们自己的某些问题而责备我	0	1	2	3	4	5	6

二、一般自我效能感量表（GSES）

该量表由德国的临床健康心理学家 Schwarzer 教授等编制，在国际上得到了广泛应用。目前被国内学者广泛应用的是中文版 GSES。自我效能感是指个体对自己面对环境中的挑战能否采取适应性行为的知觉或信念。一个相信自己能处理好各种事情的人，在生活中会更积极、更主动。这种"能做什么"的认知反映了个体对环境的控制感。因此，自我效能感是以自信的理论看待个体处理生活中各种压力的能力。

（1）测评方式：自评。

（2）测试时间：大约需5分钟。

（3）量表功能：评估个体处理生活中各种压力的能力最常用的测量工具。

（4）适用人群：适用于16岁以上各行业人群。

（5）结果与解释：该量表采用4级评分，分别为"完全不正确"计1分、"有点正确"计2分、"多数正确"计3分、"完全正确"计4分。得分越多，证明自我效能水平越高。

1～10分：您的自信心很低，甚至有点自卑，建议经常鼓励自己，相信自己是行的，正确对待自己的优点和缺点，学会欣赏自己。

10～20分：您的自信心偏低，有时候会感到信心不足，找出自己的优点，承认它们，欣赏自己。

20～30分：您的自信心较高。

30～40分：您的自信心非常高，但要注意正确看待自己的缺点。

指导语

请根据您的实际情况，选择最适合的答案，并在所选的答案上画"√"。1＝完全不正确，2＝有点正确，3＝多数正确，4＝完全正确，根据题目选择相应的分数，测试后把分数相加得出总分（表11-5-2）。

表11-5-2 一般自我效能感量表

项目	完全不正确	有点正确	多数正确	完全正确
1. 如果我尽力去做的话，我总是能够解决问题	1	2	3	4
2. 即使别人反对我，我仍然有办法取得我所想要的	1	2	3	4
3. 对我来说，坚持理想和达成目标是轻而易举的	1	2	3	4
4. 我相信自己能有效地应付任何突如其来的事情	1	2	3	4
5. 以我的才智，我定能应付意料之外的情况	1	2	3	4
6. 如果我付出必要的努力，我一定能解决大多数的难题	1	2	3	4
7. 我能够冷静地面对困难，因为我相信自己处理问题的能力	1	2	3	4
8. 面对一个难题时，我通常能找到几个解决办法	1	2	3	4
9. 有麻烦的时候，我通常能够想到一些应对的办法	1	2	3	4
10. 无论什么事在我身上发生，我都能够应对自如	1	2	3	4

第十二章　生活质量评估

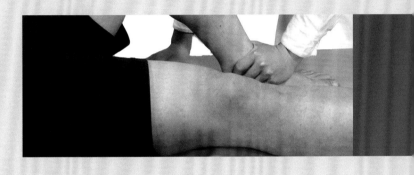

　　生活质量（quality of life，QOL）又称生存质量或生命质量。生活质量有别于生活水平的概念，生活水平是为满足物质、文化生活需要而消费的产品和劳务的多与少，生活质量是生活得"好不好"。生活质量须以生活水平为基础，但其内涵具有更大的复杂性和广泛性，它更侧重于对人的精神文化等高级需求满足程度和环境状况的评价。生活质量主要是指个体生理、心理、社会功能三方面的状态评估，即健康质量。

一、概念

根据世界卫生组织（WHO）定义，生活质量（quality of life，QOL）是指生活于不同文化和价值体系中的个人对于其目标、期望标准以及与所关注问题有关联的生存状况的体验。

QOL 不仅指消除疾病和改善物质生活方面的质与量，更包括精神生活方面的质量状况。QOL 是一个多维的概念，包括生活者自身的治疗和生活者周围环境质量两大方面。

随着现代医学的发展和医学模式的转变，现代康复治疗重视使用干预措施的质量和获得的结局，QOL 评定被广泛引入多种伤病和残疾的康复结局评测中，且作为重要的评定指标，越来越得到医学界的认可。

二、评定目的及意义

（1）QOL 评定涉及患者的总体结局，全面反映康复等干预对疾病所导致的躯体、心理及社会功能等方面产生的影响，且更能体现患者自身的主观感受。

（2）通过 QOL 评定，确定患者的需求，发现影响患者康复的主要因素。

（3）根据评定结果，能够更有针对性地设立康复目标，制订康复方案及采取治疗措施。

（4）对躯体、心理、环境等问题进行细致的综合分析，为后续治疗提供更好的依据。

三、评定的方法

应用标准化量表进行生活质量评定常用以下方法。

（1）访谈法。通过当面访谈或电话访谈，根据患者主观评价在量表上做记录。

（2）自我报告法。由患者自行在量表上评分，然后交给检查者。

（3）观察法。由检查者按量表项目观察患者的表现而予以评分。此法多用于不能作答或不能提供可靠回答的患者。

（4）症状定式检查法。用于限于疾病症状和治疗毒副作用的 QOL 评定。

（5）标准化的量表评价法。是应用最广泛的方法，通过经考证具有较好信度、效度的标准化量表，对患者进行多维度的综合评定。此方法是临床，特别是科研中常采用的方法。

四、评定的内容

QOL 评定虽然取决于个人感受和判断，受到个人心理、性格、价值观等的影响，不易取得客观的量化指标，但正由于它是以患者为中心的有关生活满意度的指标，因此，在 QOL 评定中主要是对主观生活质量进行评定。

QOL 评定项目范围见表 12-0-1，它集中了 10 个常用量表项目，并将这些项目按照重要性和应用频度，从多到少依次排列。

表 12-0-1　QOL 评定项目范围

序号	项目
1	躯体方面的功能活动和表现情况
2	社会活动方面的能力
3	执行角色的能力
4	心理上的困扰
5	健康问题的感受
6	躯体疼痛
7	精力或疲劳情况
8	心理愉悦情况
9	睡眠
10	认知能力

QOL 的特征如下。①它是一个综合性的测量指标，结合主观体验和客观取向的内容，从多角度综合评定个体或群体的情况。②它不是主要基于临床诊断和实验室检查结果，而是着重于个体参与社会行为的体验、感受和适应。③它常常由主观指标来反映，因而其结果也会受经济文化背景和价值观的强烈影响。如果要检验一个文化背景中的个体的生活质量，不能完全套用另一个文化背景中产生的量表，要在实际应用人群中做信度、效度、敏感性和可

用性论证才可采用。④由于它的主观性，它是随时间而变化的。通常 QOL 评定的结果仅仅反映近期内患者的情况。

五、常用 QOL 评定量表

包括普适性量表和疾病专用量表。

1.普适性量表

（1）健康调查简表（the MOS item short form health survey，SF-36）：SF-36 是美国医学结局研究组开发的一个普适性量表，内容包括躯体功能、躯体角色、躯体疼痛、总的健康状况、活力、社会功能、情绪角色、心理卫生等 8 个领域。该量表是世界上公认的具有较高信度和效度的 QOL 评定量表之一，见表 12-0-2。SF 赋分较为烦琐，但通常分数越高，健康状况越好。

表 12-0-2　健康调查简表

（非常好、很好、好、一般、差）	1	2	3	4	5
1.总体来讲，您的健康状况					
2.跟 1 年以前比，您觉得自己的健康状况是					

（严重限制、轻度限制、毫无限制）		1		2		3
3.日常活动：请您想一想，您的健康状况是否限制了这些活动？如果有限制，程度如何？	①重体力活动：如跑步、举重、剧烈运动					
	②适度活动：如扫地、太极					
	③手提日用品：如买菜、购物					
	④上几层楼梯					
	⑤上一层楼梯					
	⑥弯腰、屈膝、下蹲					
	⑦步行 1500 m 以上					
	⑧步行 1000 m 的路程					
	⑨步行 100 m 的路程					
	⑩自己洗澡、穿衣					

续表

	（是、不是）	1		2	
4. 过去4周，工作和日常活动有无因身体原因出现问题？	①减少了工作或活动时间				
	②本来要做的事只完成部分				
	③工作或活动种类受限				
	④完成工作或活动困难增多				
5. 过去4周，工作和日常活动有无因情绪原因出现问题？	①减少了工作或活动时间				
	②本来要做的事只完成部分				
	③做事情不如平时仔细				

（无、轻度、中度、重度、极度）	1	2	3	4	5
6. 过去4周，健康或情绪对您的社交影响多大？					
7. 过去4周，您有身体疼痛吗？					
8. 过去4周，身体疼痛影响您的工作和家务吗？					

	（所有时间、大部分时间、比较多时间、一部分时间、小部分时间、没有感觉）	1	2	3	4	5	6
9. 过去1个月，您的情况如何？	①您觉得生活充实						
	②您是一个敏感的人						
	③您情绪非常不好，什么事都不能使您高兴起来						
	④您很平静						
	⑤您精力充沛						
	⑥您情绪低落						
	⑦您觉得筋疲力尽						
	⑧您是个快乐的人						
	⑨您感觉厌烦						
10. 健康状况影响了您的社会活动（如走亲访友）：							

（绝对正确、大部分正确、不能肯定、大部分错误、绝对错误）		1	2	3	4	5
11. 请看下列问题，哪种最符合您？	①我好像比别人容易生病					
	②我跟周围人一样健康					
	③我认为我的健康状况在变坏					
	④我的健康状况非常好					

（2）世界卫生组织生活质量评定量表（WHOQOL-100）（表12-0-3）：是 WHO 与 15 个国家和地区的专家共同研制的国际性普适性量表，内容涉及 6 大方面（身体功能、心理状态、独立能力、社会关系、生活环境、宗教信仰与精神寄托），共 100 个问题。世界卫生组织和这些专家同时还研制了世界卫生组织生活质量评定简表（WHOQOL-BREF），简表内容包括 4 个方面（生理、心理、社会关系和环境），共 26 个条目。

表12-0-3　世界卫生组织生活质量评定量表（WHOQOL-100）

Ⅰ.生理领域	Ⅳ.社会关系领域
1. 疼痛与不适	13. 个人关系
2. 精力与疲倦	14. 所需社会支持的满意度
3. 睡眠与休息	15. 性生活
Ⅱ.心理领域	Ⅴ.环境领域
4. 积极感受	16. 社会安全保障
5. 思想、学习、记忆和注意力	17. 住房环境
6. 自尊	18. 经济来源
7. 身材与相貌	19. 医疗服务和社会保障：获取途径与质量
8. 消极感受	20. 获取新信息、知识、技能的机会
Ⅲ.独立性领域	21. 休闲娱乐活动的参与机会和参与程度
9. 行动能力	22. 环境条件（污染/噪声/交通/气候）
10. 日常生活能力	23. 交通条件
11. 对药物及医疗手段的依赖性	Ⅵ.精神支柱/宗教/个人信仰
12. 工作能力	24. 精神支柱/宗教/个人信仰

【下列问题是问前两周的某些事情，诸如快乐或满足之类的积极感受。问题均涉及前两周】

1. 您对自己的疼痛或不舒服担心吗？

① 根本不担心；② 很少担心；③ 担心（一般）；④ 比较担心；⑤ 极担心

2. 您在对付疼痛或不舒服时有困难吗？

① 根本没困难；② 很少有困难；③ 有困难（一般）；④ 比较困难；⑤ 极困难

3. 您觉得疼痛妨碍您去做自己需要做的事情吗？

① 根本不妨碍；② 很少妨碍；③ 有妨碍（一般）；④ 比较妨碍；⑤ 极妨碍

4. 您容易累吗？

① 根本不容易累；② 很少容易累；③ 容易累（一般）；④ 比较容易累；⑤ 极容易累

5. 疲乏使您烦恼吗？

① 根本不烦恼；② 很少烦恼；③ 烦恼（一般）；④ 比较烦恼；⑤ 极烦恼

6. 您睡眠有困难吗？

① 根本没困难；② 很少有困难；③ 有困难（一般）；④ 比较困难；⑤ 极困难

7. 您担心睡眠问题吗？

① 根本不担心；② 很少担心；③ 担心（一般）；④ 比较担心；⑤ 极担心

8. 您觉得生活有乐趣吗？

① 根本没乐趣；② 很少有乐趣；③ 有乐趣（一般）；④ 比较有乐趣；⑤ 极有乐趣

9. 您觉得未来会好吗？

① 根本不会好；② 很少会好；③ 会好（一般）；④ 会比较好；⑤ 会极好

10. 在您生活中有好的体验吗？

① 根本没有；② 很少有；③ 有（一般）；④ 比较多；⑤ 极多

11. 您能集中注意力吗？

① 根本不能；② 很少能；③ 能（一般）；④ 比较能；⑤ 极能

12. 您怎样评价自己？

① 根本没价值；② 很少有价值；③ 有价值（一般）；④ 比较有价值；⑤ 极有价值

13. 您对自己有信心吗？

① 根本没信心；② 很少有信心；③ 有信心（一般）；④ 比较有信心；⑤ 极有信心

14. 您的外貌使您感到压抑吗？

① 根本不压抑；② 很少有压抑；③ 有压抑（一般）；④ 比较压抑；⑤ 极压抑

15. 您外貌上有无使您感到不自在的部分？

① 根本没有；② 很少有；③ 有（一般）；④ 比较多；⑤ 极多

16. 您感到忧虑吗？

① 根本没忧虑；② 很少有忧虑；③ 有忧虑（一般）；④ 比较忧虑；⑤ 极忧虑

17. 悲伤或忧郁等感觉妨碍您每天的活动吗？

① 根本没妨碍；② 很少有妨碍；③ 有妨碍（一般）；④ 比较妨碍；⑤ 极妨碍

18. 忧郁的感觉使您烦恼吗？

① 根本不烦恼；② 很少烦恼；③ 烦恼（一般）；④ 比较烦恼；⑤ 极烦恼

19. 您从事日常活动时有困难吗？

① 根本没困难；② 很少有困难；③ 有困难（一般）；④ 比较困难；⑤ 极困难

20. 日常活动受限制使您烦恼吗？

① 根本不烦恼；② 很少烦恼；③ 烦恼（一般）；④ 比较烦恼；⑤ 极烦恼

21. 您需要依靠药物的帮助进行日常生活吗？

① 根本不需要；② 很少需要；③ 需要（一般）；④ 比较需要；⑤ 极需要

22. 您需要依靠医疗的帮助进行日常生活吗？

① 根本不需要；② 很少需要；③ 需要（一般）；④ 比较需要；⑤ 极需要

23. 您的生存质量依赖于药物或医疗辅助吗？

① 根本不依赖；② 很少依赖；③ 依赖（一般）；④ 比较依赖；⑤ 极依赖

24. 生活中，您觉得孤单吗？

① 根本不孤单；② 很少孤单；③ 孤单（一般）；④ 比较孤单；⑤ 极孤单

25. 您在性方面的需求得到满足了吗？

① 根本不满足；② 很少满足；③ 满足（一般）；④ 多数满足；⑤ 完全满足

26. 您有性生活困难的烦恼吗？

① 根本没烦恼；② 很少有烦恼；③ 有烦恼（一般）；④ 比较烦恼；⑤ 极烦恼

27. 日常生活中您感觉安全吗？

① 根本不安全；② 很少安全；③ 安全（一般）；④ 比较安全；⑤ 极安全

28. 您觉得自己居住在一个安全和有保障的环境里吗？

① 根本没安全保障；② 很少有安全保障；③ 有安全保障（一般）；④ 比较有安全保障；⑤总有安全保障

29. 您担心自己的安全和保障吗？

① 根本不担心；② 很少担心；③ 担心（一般）；④ 比较担心；⑤ 极担心

30. 您住的地方舒适吗？

① 根本不舒适；② 很少舒适；③ 舒适（一般）；④ 比较舒适；⑤ 极舒适

31. 您喜欢自己住的地方吗？

① 根本不喜欢；② 很少喜欢；③ 喜欢（一般）；④ 比较喜欢；⑤ 极喜欢

32. 您有经济困难吗？

① 根本不困难；② 很少有困难；③ 有困难（一般）；④ 比较困难；⑤ 极困难

33. 您为钱财担心吗？

① 根本不担心；② 很少担心；③ 担心（一般）；④ 比较担心；⑤ 极担心

34. 您容易得到好的医疗服务吗？

① 根本不容易得到；② 很少容易得到；③ 容易得到（一般）；④ 比较容易得到；⑤ 极容易得到

35. 您空闲时间享受到乐趣了吗？

① 根本没乐趣；② 很少有乐趣；③ 有乐趣（一般）；④ 比较有乐趣；⑤ 极有乐趣

36. 您的生活环境对健康好吗？

① 根本不好；② 很少好；③ 好（一般）；④ 比较好；⑤ 极好

37. 居住地的噪声问题使您担心吗？

① 根本不担心；② 很少担心；③ 担心（一般）；④ 比较担心；⑤ 极担心

38. 您有交通上的困难吗？

① 根本没困难；② 很少有困难；③ 有困难（一般）；④ 比较困难；⑤ 极困难

39. 交通上的困难限制您的生活吗？

① 根本没限制；② 很少有限制；③ 有限制（一般）；④ 比较限制；⑤ 极限制

【下列问题是问过去两周内您做某些事情的能力是否"完全、十足"，问题均涉及前两周】

40. 您有充沛的精力去应付日常生活吗？

① 根本没精力；② 很少有精力；③ 有精力（一般）；④ 多数有精力；⑤ 完全有精力

41. 您觉得自己的外形过得去吗？

① 根本过不去；② 很少过得去；③ 过得去（一般）；④ 多数过得去；⑤ 完全过得去

42. 您能做自己日常生活中的事情吗？

① 根本不能；② 很少能；③ 能（一般）；④ 多数能；⑤ 完全能

43. 您依赖药物吗？

① 根本不依赖；② 很少依赖；③ 依赖（一般）；④ 多数依赖；⑤ 完全依赖

44. 您能从他人那里得到您所需要的支持吗？

① 根本不能；② 很少能；③ 能（一般）；④ 多数能；⑤ 完全能

45. 当需要时您的朋友能被您依靠吗？

① 根本不能依靠；② 很少能依靠；③ 能依靠（一般）；④ 多数能依靠；⑤ 完全能依靠

46. 您住所的质量符合您的需要吗？

① 根本不符合；② 很少符合；③ 符合（一般）；④ 多数符合；⑤ 完全符合

47. 您的钱够用吗？

① 根本不够用；② 很少够用；③ 够用（一般）；④ 多数够用；⑤ 完全够用

48. 在日常生活中您需要的信息都齐备吗？

① 根本不齐备；②很少齐备；③ 齐备（一般）；④ 多数齐备；⑤ 完全齐备

49. 您有机会得到自己所需要的信息吗？

① 根本没机会；② 很少有机会；③ 有机会（一般）；④ 多数有机会；⑤ 完全有机会

50. 您有机会进行休闲活动吗？

① 根本没机会；② 很少有机会；③ 有机会（一般）；④ 多数有机会；⑤ 完全有机会

51. 您能自我放松和自找乐趣吗？

① 根本不能；② 很少能；③ 能（一般）；④ 多数能；⑤ 完全能

52. 您有充分的交通工具吗？

① 根本没有；② 很少有；③ 有（一般）；④ 多数有；⑤ 完全有

【下面的问题要求您说说前两周生活各个方面的感觉，问题均涉及前两周】

53. 您对自己的生存质量满意吗？

① 很不满意；② 不满意；③ 既非满意也非不满意；④ 满意；⑤ 很满意

54. 总的来讲，您对自己的生活满意吗？

① 很不满意；② 不满意；③ 既非满意也非不满意；④ 满意；⑤ 很满意

55. 您对自己的健康状况满意吗？

① 很不满意；② 不满意；③ 既非满意也非不满意；④ 满意；⑤ 很满意

56. 您对自己的精力满意吗？

① 很不满意；② 不满意；③ 既非满意也非不满意；④ 满意；⑤ 很满意

57. 您对自己的睡眠情况满意吗？

① 很不满意；② 不满意；③ 既非满意也非不满意；④ 满意；⑤ 很满意

58. 您对自己学习新事物的能力满意吗？

① 很不满意；② 不满意；③ 既非满意也非不满意；④ 满意；⑤ 很满意

59. 您对自己做决定的能力满意吗？

① 很不满意；② 不满意；③ 既非满意也非不满意；④ 满意；⑤ 很满意

60. 您对自己满意吗？

① 很不满意；② 不满意；③ 既非满意也非不满意；④ 满意；⑤ 很满意

61. 您对自己的能力满意吗？

① 很不满意；② 不满意；③ 既非满意也非不满意；④ 满意；⑤ 很满意

62. 您对自己的外形满意吗？

① 很不满意；② 不满意；③ 既非满意也非不满意；④ 满意；⑤ 很满意

63. 您对自己做日常生活事情的能力满意吗？

① 很不满意；② 不满意；③ 既非满意也非不满意；④ 满意；⑤ 很满意

64. 您对自己的人际关系满意吗？

① 很不满意；② 不满意；③ 既非满意也非不满意；④ 满意；⑤ 很满意

65. 您对自己的性生活满意吗？

① 很不满意；② 不满意；③ 既非满意也非不满意；④ 满意；⑤ 很满意

66. 您对自己从家庭得到的支持满意吗？

① 很不满意；② 不满意；③ 既非满意也非不满意；④ 满意；⑤ 很满意

67. 您对自己从朋友那里得到的支持满意吗？

① 很不满意；② 不满意；③ 既非满意也非不满意；④ 满意；⑤ 很满意

68. 您对自己供养或支持他人的能力满意吗？

① 很不满意；② 不满意；③ 既非满意也非不满意；④ 满意；⑤ 很满意

69. 您对自己的人身安全和保障满意吗？

① 很不满意；② 不满意；③ 既非满意也非不满意；④ 满意；⑤ 很满意

70. 您对自己居住地的条件满意吗？

① 很不满意；② 不满意；③ 既非满意也非不满意；④ 满意；⑤ 很满意

71. 您对自己的经济状况满意吗？

① 很不满意；② 不满意；③ 既非满意也非不满意；④ 满意；⑤ 很满意

72. 您对得到卫生保健服务的方便程度满意吗？

① 很不满意；② 不满意；③ 既非满意也非不满意；④ 满意；⑤ 很满意

73. 您对社会福利服务满意吗？

① 很不满意；② 不满意；③ 既非满意也非不满意；④ 满意；⑤ 很满意

74. 您对自己学习新技能的机会满意吗？

① 很不满意；② 不满意；③ 既非满意也非不满意；④ 满意；⑤ 很满意

75. 您对自己获得新信息的机会满意吗？

① 很不满意；② 不满意；③ 既非满意也非不满意；④ 满意；⑤ 很满意

76. 您对自己使用空闲时间的方式满意吗？

① 很不满意；② 不满意；③ 既非满意也非不满意；④ 满意；⑤ 很满意

77. 您对周围的自然环境（如污染、气候、噪声、景色）满意吗？

① 很不满意；② 不满意；③ 既非满意也非不满意；④ 满意；⑤ 很满意

78. 您对自己居住地的气候满意吗？

① 很不满意；② 不满意；③ 既非满意也非不满意；④ 满意；⑤ 很满意

79. 您对自己的交通情况满意吗？

① 很不满意；② 不满意；③ 既非满意也非不满意；④ 满意；⑤ 很满意

80. 您与家人的关系愉快吗？

① 很不愉快；② 不愉快；③ 既非愉快也非不愉快；④ 愉快；⑤ 很愉快

81. 您怎样评价您的生存质量？

① 很差；② 差；③ 不好也不差；④ 好；⑤ 很好

82. 您怎样评价您的性生活？

① 很差；② 差；③ 不好也不差；④ 好；⑤ 很好

83. 您睡眠好吗？

① 很差；② 差；③ 不好也不差；④ 好；⑤ 很好

84. 您怎样评价自己的记忆力？

① 很差；② 差；③ 不好也不差；④ 好；⑤ 很好

85. 您怎样评价自己可以得到的社会服务的质量？

① 很差；② 差；③ 不好也不差；④ 好；⑤ 很好

【下列问题有关您感觉或经历某些事情的"频繁程度"，问题均涉及前两周】

86. 您有疼痛吗？

① 没有疼痛；② 偶尔有疼痛；③ 时有时无；④ 经常有疼痛；⑤ 总是有疼痛

87. 您通常有满足感吗？

① 没有满足感；② 偶尔有满足感；③ 时有时无；④ 经常有满足感；⑤ 总是有满足感

88. 您有消极感受吗？（如情绪低落、绝望、焦虑、忧郁）

① 没有消极感受；② 偶尔有消极感受；③ 时有时无；④ 经常有消极感受；⑤ 总是有消极感受

【以下问题有关您的工作，这里的工作是指您所进行的主要活动。问题均涉及前两周】

89. 您能工作吗？

① 根本不能；② 很少能；③ 能（一般）；④ 多数能；⑤ 完全能

90. 您觉得您能完成自己的职责吗？

① 根本不能；② 很少能；③ 能（一般）；④ 多数能；⑤ 完全能

91. 您对自己的工作能力满意吗？

① 很不满意；② 不满意；③ 既非满意也非不满意；④ 满意；⑤ 很满意

92. 您怎样评价自己的工作能力？

① 很差；② 差；③ 不好也不差；④ 好；⑤ 很好

【以下问题问的是您在前两周中"行动的能力"如何，这里指当您想做事情或需要做事情的时候移动身体的能力】

93. 您的行动能力如何？

① 很差；② 差；③ 不好也不差；④ 好；⑤ 很好

94. 行动困难使您烦恼吗？

① 根本不烦恼；② 很少烦恼；③ 烦恼（一般）；④ 比较烦恼；⑤ 极烦恼

95. 行动困难影响您的生活方式吗？

① 根本不影响；② 很少影响；③ 影响（一般）；④ 比较影响；⑤ 极影响

96. 您对自己的行动能力满意吗？

① 很不满意；② 不满意；③ 既非满意也非不满意；④ 满意；⑤ 很满意

【以下问题有关您的个人信仰，以及这些如何影响您的生存质量。这些问题有关宗教、神灵和其他信仰，这些问题也涉及前两周】

97. 您的个人信仰增添您生活的意义吗？

① 根本没增添；② 很少有增添；③ 有增添（一般）；④ 有比较大增添；⑤ 有极大增添

98. 您觉得自己的生活有意义吗？

① 根本没意义；② 很少有意义；③ 有意义（一般）；④ 比较有意义；⑤ 极有意义

99. 您的个人信仰给您力量去对待困难吗？

① 根本没力量；② 很少有力量；③ 有力量（一般）；④ 有比较大力量；

⑤ 有极大力量

100. 您的个人信仰有助于您理解生活中的困难吗？

① 根本没帮助；② 很少有帮助；③ 有帮助（一般）；④ 有比较大帮助；⑤ 有极大帮助

【附加问题】

101. 家庭摩擦影响您的生活吗？

① 根本不影响；② 很少影响；③ 影响（一般）；④ 有比较大影响；⑤ 有极大影响

102. 您的食欲怎么样？

① 很差；② 差；③ 不好也不差；④ 好；⑤ 很好

103. 如果让您综合以上各方面（生理健康、心理健康、社会关系和周围环境等方面）给自己的生存质量打一个总分，您打多少分？

（满分为 100 分）_____ 分

WHOQOL 量表可以广泛应用的领域，包括：①人群健康状况的评估；②资源利用的效益评价；③临床疗法及干预措施的比较；④治疗方法的选择。

（3）健康生活质量表（quality well-being scale，QWB）：由 Kaplan 于 1976 年提出，项目覆盖日常生活活动能力、走动或行动、躯体性功能活动、社会功能活动等方面，比较全面。此量表指标定义清晰明确、权重合理，故广泛应用于康复治疗测评。目前有两个版本，一个用于访谈测定，另一个用于自报。

（4）生活满意度量表（satisfaction with life scale，SWLS）：由 5 个项目组成，患者对一个项目（陈述）的回答从 7 个选项中选一个，这 7 个选项把生活满意度分为 7 级，从对表述完全不同意到完全同意，程度不一。此表简单易行，且能较敏感地反映生存情况的改变。

（5）疾病影响程度量表（sickness impact profile，SIP）：包括 12 个方面，共 136 个问题，覆盖活动能力、独立能力、情绪行为、警觉行为、饮食、睡眠、休息、家务、文娱活动等。用于判断伤病对躯体、心理、社会健康造成的影响，其指标定义清晰、权重合理。

2. 疾病专用量表

由于普适性量表无法完全满足各类疾病患者的专科评定，因此国内外研究者研制了一些疾病专用量表。如专用于脑卒中患者的 SA-SIP30、Frenchay 活动指数等，以及专用于关节炎患者的关节炎影响测量量表 2（AIMS2）、McMaster-Toronto 关节炎患者偏向残疾问卷（MACTAR）等。

六、注意事项

（1）评定前向患者及家属详细介绍评定目的、内容及填写方式，以取得患者的理解与配合。

（2）评定前需了解患者的基本躯体功能、认知功能、心理及精神状态。

（3）评定环境要保持安静，同时要注意保护患者的个人资料。

参考文献

[1] （德）克劳斯－彼得·瓦勒留斯.肌肉功能与测试全书[M].北京：北京科学技术出版社,2020.

[2] 付志高.大学生生活事件、一般自我效能感与压力后成长的关系及干预研究.2016.广西师范大学,MA thesis.

[3] 关彦,林泽华,罗桢妮.基层医务人员付出－回报失衡与职业倦怠的关系研究[J].中国全科医学,2024,27(19):2305-2311.

[4] 李超平,时勘.分配公平与程序公平对工作倦怠的影响[J].心理学报,2003(05):677-684.

[5] 李文利,钱铭怡.状态特质焦虑量表中国大学生常模修订[J].北京大学学报（自然科学版）,1995,(01):108-112.

[6] 刘贤臣,陈现,戴郑生,等.抑郁自评量表（SDS）医学生测查结果的因子分析[J].中国临床心理学杂志,1994,2(3):151-154.

[7] 刘贤臣,唐茂芹,陈琨.SDS和CES-D对大学生抑郁症状评定结果的比较[J].中国心理卫生杂志,1995,9(1):19-20.

[8] 刘贤臣,唐茂芹,胡蕾,等.匹兹堡睡眠质量指数的信度和效度研究.中华精神科杂志,1996,29(2):103-107.

[9] 罗玲霞,李婧,吴芳,等.基于MBI-GS量表急诊科医务人员职业倦怠现状调查及影响因素分析[J/OL].中南大学学报(医学版),1-8[2024-10-26].http://kns.cnki.net/kcms/detail/43.1427.R.20240423.1028.004.html.

[10] （美）戴尔·阿韦尔（Dale Auers）,（美）玛丽贝斯·布朗（Marybeth Broun）.丹尼尔斯－沃辛厄姆.肌肉测试：徒手检查和功能测试技术[M].北京：北京科学技术出版社,2021.

[11] （美）斯坦利·霍本菲尔德（Stanley Hoppenfeld）.脊柱和四肢体格检查[M].北京：北京科学技术出版社,2018.

[12] （美）约瑟夫E·穆斯科利诺.肌肉和骨骼触诊手册：基于扳机点、牵涉痛及牵伸治疗（第2期）[M].天津：天津科技翻译出版公司,2021.

[13] （日）赤羽根良和.肩关节功能障碍评估和手法治疗：改善挛缩、缓解

疼痛、恢复关节功能 [M]. 北京：北京科学技术出版社 , 2022.

[14] （日）熊谷匡晃 . 髋关节功能障碍评估和手法治疗：改善挛缩、缓解疼痛、恢复关节功能 [M]. 北京：北京科学技术出版社 , 2023.

[15] 陶明 , 高静芳 . 修订焦虑自评量表（SAS-CR）的信度及效度 [J]. 中国神经精神疾病杂志 , 1994, (05):301-303.

[16] 汪向东 , 王西林 , 马弘 , 等 . 心理卫生评定量表手册（增订版）. 北京：中国心理卫生杂志社 , 1999:194-195.

[17] 王文菁 , 谭文艳 . 验证性因子分析在焦虑自评量表中的应用 [J]. 中国健康心理学杂志 , 2011, 19(07):781-783.

[18] 王燕 . 工作倦怠的跨行业调查和比较研究 [D]. 贵州师范大学 , 2005.

[19] 王予彬 , 王慧芳 . 运动损伤康复治疗学 [M]. 北京：人民军医出版社 , 2009.

[20] 王征宇 , 迟玉芬 . 焦虑自评量表 (SAS)[J]. 上海精神医学 , 1984, (02):73-74.

[21] 王征宇 . 症状自评量表 (SCL -90)[J]. 上海精神医学 , 1984(2):68-70.

[22] 魏嘉 . 职业压力对护理人员主观幸福感的影响：职业倦怠的中介作用和职业认同的调节作用 [D]. 南昌大学 , 2023. DOI:10. 27232/d. cnki. gnchu. 2023. 004718.

[23] 叶超群 , 张波 . 实用军事训练伤康复学 [M]. 沈阳：辽宁科学技术出版社 , 2019.

[24] （英）尼克·哈里斯（Nick Harris），（英）法扎勒·阿里（Fazal Ali）. 骨科体格检查 [M]. 北京：科学出版社 , 2019.

[25] （英）赛门·尼尔 – 亚瑟 . 激痛点简明手册 [M]. 北京：科学技术文献出版社 , 2021.

[26] （英）约翰·吉本斯(John Gibbons). 肩关节复合体：评估、治疗与康复 [M]. 北京：北京科学技术出版社 , 2021.

[27] （英）约翰·吉本斯（John Gibbons）. 臀肌运动功能障碍评估与纠正指南 [M]. 北京：人民邮电出版社 , 2019.

[28] 袁刚 , 赵晋 , 郑冬 , 等 . 抑郁自评量表和贝克抑郁量表区分抑郁症严重程度的准确度 [J]. 神经疾病与精神卫生 , 2021, 21(12):868-873.

[29] 张立宁, 唐佩福. 军事训练伤康复治疗学 [M]. 北京: 北京科学技术出版社, 2022.

[30] 张明园. 精神科评定量表手册. 长沙: 湖南科学技术出版社, 1998:35−39.

[31] 张卫华, 安军明. 腰腿痛的诊断与非手术治疗（第 3 版）[M]. 郑州: 河南科学技术出版社, 2017.

[32] 祝蓓里. POMS 量表及简式中国常模简介 [J]. 天津体育学院学报, 1995, 10:35−37.

[33] Almekinders LC, Tao MA, Zarzour R. Playing hurt: hand and wrist injuries and protected return to sport[J]. Sports Med Arthrosc Rev, 2014, 22(1):66−70.

[34] Arshi A, Hughes AJ, Robin JX, et al. Return to sport after hip and knee arthroplasty: counseling the patient on resuming an active lifestyle[J]. Curr Rev Musculoskelet Med, 2023, 16(8):329−337.

[35] Brinlee AW, Dickenson SB, Hunter-Giordano A, et al. ACL reconstruc-tion rehabilitation:clinical data, biologic healing, and criterion-based milestones to inform a return-to-sport guideline[J]. Sports Health, 2022, 14(5):770−779.

[36] Buckthorpe M. Optimising the late-stage rehabilitation and return-to-sport training and testing process after ACL reconstruction[J]. Sports Med, 2019, 49(7):1043−1058.

[37] Buysse, D. J., Reynolds, C. F., Charles, F., et al. (1989). The Pittsburgh sleep quality index: a new instrument for psychiatric practice and research. Psychiatry Research, 28 (2), 193−213.

[38] Fryhofer GW, Smith HE. Return to play for cervical and lumbar spine conditions[J]. Clin Sports Med, 2021, 40(3):555−569.

[39] Giesche F, Niederer D, Banzer W, et al. Evidence for the effects of prehabilitation before ACL-reconstruction on return to sport-related and self-reported knee function: a systematic review[J]. PLoS One, 2020, 15(10):e0240192.

[40] Gotlin MJ, Minhas SV, Buchalter DB, et al. Performance and return to sport after hand, wrist, and forearm fractures in the national hockey league[J].

Arthrosc Sports Med Rehabil, 2020, 2(5):e505−e510.

[41] Grooms DR, Chaput M, Simon JE, et al. Combining Neurocognitive and Functional Tests to Improve Return-to-Sport Decisions Following ACL Reconstruction[J]. J Orthop Sports Phys Ther, 2023, 53(8):415−419.

[42] Haddas R, Pipkin W, Hellman D, et al. Is Golf a Contact Sport? Protection of the Spine and Return to Play After Lumbar Surgery[J]. Global Spine J, 2022, 12(2):298−307.

[43] Hones KM, Kamarajugadda S, Buchanan TR, et al. Variable return to play and sport performance after elbow ulnar collateral ligament reconstruction in baseball players: a systematic review[J]. Arthroscopy, 2024, 8:S0749−8063(24)00089−6.

[44] Jimenez AE, Lee MS, Owens JS, et al. Athletes undergoing concomitant hip arthroscopy and periacetabular osteotomy demonstrate greater than 80% return-to-sport rate at 2-year minimum follow-up[J]. Arthroscopy, 2022, 38(9):2649−2658.

[45] Kelley TD, Clegg S, Rodenhouse P, et al. Functional rehabilitation and return to play after arthroscopic surgical stabilization for anterior shoulder instability[J]. Sports Health, 2022, 14(5):733−739.

[46] Khan AZ, Stoll KE, Erickson BJ. Rehabilitation and return to work and sport after rotator cuff[J]. Clin Sports Med, 2023, 42(1):175−184.

[47] Kotsifaki A, Van Rossom S, Whiteley R, et al. Single leg vertical jump performance identifies knee function deficits at return to sport after ACL reconstruction in male athletes[J]. Br J Sports Med, 2022, 56(9): 490−498.

[48] Lambert C, Ritzmann R, Geßlein M, et al. Return to sport after conservative treatment of elbow dislocation in judoka[J]. Sportverletz Sportschaden, 2023, 37(3):126−132.

[49] Leider J, Piche JD, Khan M, et al. Return-to-play outcomes in elite athletes after cervical spine surgery:a systematic review[J]. Sports Health, 2021, 13(5):437−445.

[50] LeVasseur MR, Mancini MR, Hawthorne BC, et al. SLAP tears and return to sport and work:current concepts[J]. J ISAKOS, 2021, 6(4): 204−211.

[51] Luxenburg D, Bondar KJ, Cohen LL, et al. Return to golf following cervical and lumbar spinal fusion: a systematic Review[J]. World Neurosurg, 2021, 156:4−10.

[52] Morse KW, Premkumar A, Zhu A, et al. Return to sport after hip resurfacing arthroplasty[J]. Orthop J Sports Med, 2021, 9(5):23259671211003521.

[53] O'Connor SB, Holmberg KJ, Hammarstedt JE, et al. Return-to-play outcomes of athletes after operative and nonoperative treatment of lumbar disc herniation[J]. Curr Rev Musculoskelet Med, 2023, 16(5):192−200.

[54] Orozco EI, Guloy AE, Cotton MO, et al. Return-to-sport time and postoperative performance in MLB players undergoing wrist arthroscopy[J]. Hand (N Y), 2022, 17(6):1269−1277.

[55] Otley T, Myers H, Lau BC, et al. Return to sport after shoulder stabilization procedures: a criteria-based testing continuum to guide rehabilitation and inform return-to-play decision making[J]. Arthrosc Sports Med Rehabil, 2022, 4(1):e237−e246.

[56] Radloff, L. S. (1977). The CES-D scale: A self-report depression scale for research in the general population. Applied Psychological Measurement, 1(3), 385−401.

[57] Reiter CR, Nelson CT, Satalich JR, et al. Return to sport and active military duty after cervical disc arthroplasty: a systematic review[J]. J Orthop, 2023, 11;39:75−82.

[58] Rivera-Brown AM, Frontera WR, Fontánez R, et al. Evidence for isokinetic and functional testing in return to sport decisions following ACL surgery[J]. PM R, 2022, 14(5):678−690.

[59] Serner A, Weir A, Tol JL, et al. Return to sport after criteria-based rehabilitation of acute adductor injuries in male athletes: a prospective cohort study[J]. Orthop J Sports Med, 2020, 8(1):2325967119897247.

[60] Swiatek PR, Nandurkar TS, Maroon JC, et al. Return to play guidelines after cervical spine injuries in american football athletes: a literature-based review[J]. Spine (Phila Pa 1976), 2021, 46(13):886−892.

[61] Turk R, Shah S, Chilton M, et al. Return to sport after anterior cruciate ligament reconstruction requires evaluation of >2 functional Tests, psychological readiness, quadriceps/hamstring strength, and time after surgery of 8 months[J]. Arthroscopy, 2023, 39(3):790−801. e6.

[62] Wilk KE, Bagwell MS, Davies GJ, et al. Return to sport participation ctiteria following shoulder injury:a clinical commentary. Int J Sports Phys Ther, 2020, 15(4): 624−642.

[63] Wörner T, Thorborg K, Webster KE, et al. Return to sport after hip arthroscopy:are you ready?[J] Knee Surg Sports Traumatol Arthrosc, 2021, 29(5): 1349−1352.